Dr. Christoph Zeller

Von der Einzelarztpraxis zur Gruppenpraxis

Die Entwicklung der Hausarztpraxis, sowie die Beschreibung neuer Praxisformen.

Mit freundlicher Unterstützung von

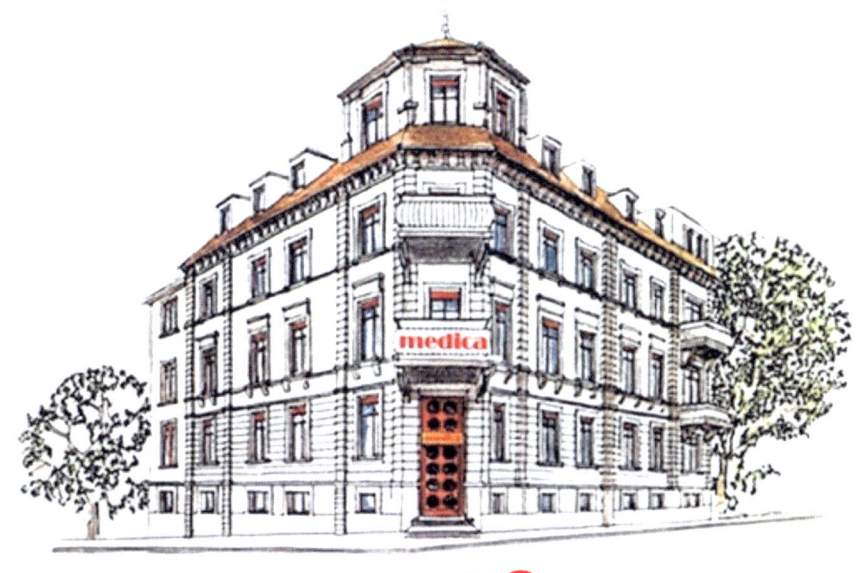
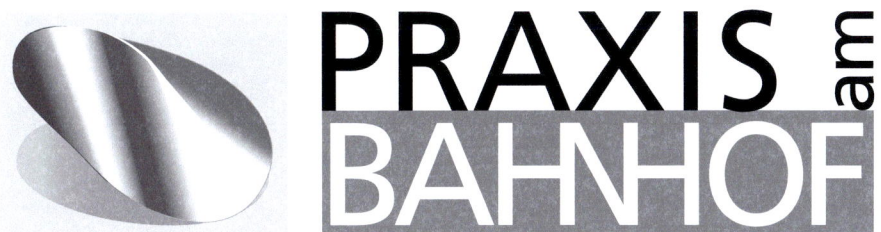

Dr. Christoph Zeller

Von der Einzelarztpraxis zur Gruppenpraxis

Die Entwicklung der Hausarztpraxis, sowie die Beschreibung neuer Praxisformen.

FHS Management-Weiterbildungszentrum

St. Gallen

Bibliografische Information der Deutschen Nationalbibliothek:
Die Deutsche Nationalbibliothek verzeichnet diese Publikation in der Deutschen National-
bibliografie; detaillierte bibliografische Daten sind im Internet über http://dnb.dnb.de abruf-
bar.

© *2013 Dr. med. Christoph Zeller*

Illustration: Christoph Zeller
Herstellung und Verlag: BoD – Books on Demand, Norderstedt

ISBN: 978-3-7322- 55702

Vorwort

Immer wieder kann man in Fachpublikationen und Tageszeitungen lesen, dass die Zukunft des Hausarztes in der Gruppenpraxis sei (Löhliger, 2011; Bruno Kissling, 2007; Oliver Kappeler, 2011; Chrigel Marti, 2008; Cassis Jgnazio, 2012). Diese Aussage wie auch den verschiedenen Möglichkeiten der Mehrärztepraxis möchte ich in dieser Arbeit nachgehen. Dabei versuche ich den Ist-Zustand aufzuzeigen und die Wünsche der neuen Ärztegeneration zu eruieren. Dazu werde ich einerseits Fachpublikationen sowie Artikel aus Tageszeitungen einbeziehen, andererseits werde ich Erfahrungen von Praxisumwandlungen - nicht zuletzt meine eigene Erfahrung mit der Umwandlung einer Einzelpraxis in eine Gruppenpraxis - einbringen.

Weiter soll diese Arbeit Ärzte ermuntern diese Umwandlung in Angriff zu nehmen. Auch möchte ich mit dieser Arbeit Hilfestellung geben und Anregung für mögliche Formen der Umwandlung geben.

Dieses Buch ist aus der Masterarbeit für den Master in Health Servic Management an der FHSG St Gallen hervorgegangen. Sie wurde von Prof. Dr. H.J. Seelos und Koreferent R. Wartmann betreut.

Rüti, 2013   Dr. med. Christoph Zeller

Inhaltsverzeichnis

Einleitung

1.1. Geschichtliche Entwicklung von Gruppenpraxen in den USA und in der Schweiz

Die ersten Gruppenpraxen entstanden in den USA. Bereits im Jahre 1912 sind erste Gruppenpraxen in Form von Familienordinationen in den USA erwähnt (Starr P. 1982, S. 205).

Aus einer solchen Gruppenpraxis ist eine der renommiertesten Kliniken in den USA hervorgegangen, nämlich die Mayo-Klinik in Rochester Minnesota in der Nähe von Minneapolis. Der Arzt William Mayo, der Gründer der Mayo-Klinik, erweiterte seine Arztpraxis zuerst mit seinen beiden Söhnen. Im Jahre 1892 wurde ein in der Nähe praktizierender 50 jähriger Arzt eingeladen auch mit ihnen zu praktizieren. Auf Grund des grossen Erfolges wurde die Praxis immer weiter ausgebaut, so dass 1912 schon 28 Ärzte dort arbeiteten. 1914 wurde das erste eigene Gebäude bezogen und im Jahre 1929 füllte die Praxis bereits ein 15–stöckiges Gebäude und beschäftigte 286 Ärzte (Starr P. 1982, S. 210; Schott H. 1993; Der Spiegel, 24, 1968).

Abbildung Nr: 1: Mayo Klinik 1926 gebaut

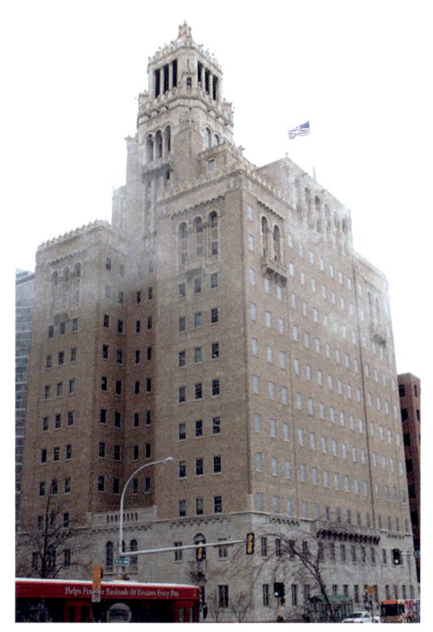

Die Mayo Klinik fand viele Bewunderer und Verehrer die das Konzept nachahmten. 1906 war die Eröffnung einer ersten Klinik, gegründet von einem ehemaligen Arzt der Mayo-Klinik in Pensylvania, in der Folge kamen viele weitere dazu (Starr P. 1982, S.211).

In den USA stieg die Zahl der Gruppenpraxen viel stärker an als in Europa (Havlicek, 1996, S. 43). Im Jahre 1965 gab es in den USA 4289 Gruppenpraxen mit total 28'381 beschäftigten Ärzten. 1995 waren es bereits 19'787 Praxen mit 210'811 Ärzten (AMA, American Medical Asociation).

Die FMH führt seit langem eine Statistik über die Anzahl Ärzte in der Schweiz, die sie jährlich publiziert. Allerdings werden Gruppenpraxen von der FMH erst seit 2008 erfasst und dies leider auch sehr unvollständig (FMH–Services, 2010). Es wird vorläufig nur die Anzahl Ärzte in Gruppenpraxen und nicht die Anzahl Gruppenpraxen erfasst, diese Angabe ist zudem als freiwillige Zusatzangabe formuliert.

Die erste Erwähnung einer Gruppenpraxis in der Schweiz stammt aus dem Jahre 1951 (Leuzinger, 1972, S.1). Im Jahre 1972 wurde die Anzahl zusammen praktizierender Ärzte mit 49 angegeben (Leuzinger, 1972, S. 76f.). 1990 ermittelte die FMH 740 Gruppenpraxen (Eicher, 1992, S. 376).

Ende 2011 waren 30'849 Ärztinnen und Ärzte in der Schweiz tätig. Davon sind 52,6%, also 16'232 Ärzte, im ambulanten Sektor tätig. Der Frauenanteil beträgt 32,9%. Der Anteil der Frauen hat in den letzten Jahren stetig um ca. ein halbes Prozent pro Jahr zugenommen.

Abbildung Nr.2: Verhältnis Ärztinnen/ Ärzte und Verhältnis ambulant und stationärer Ärzte

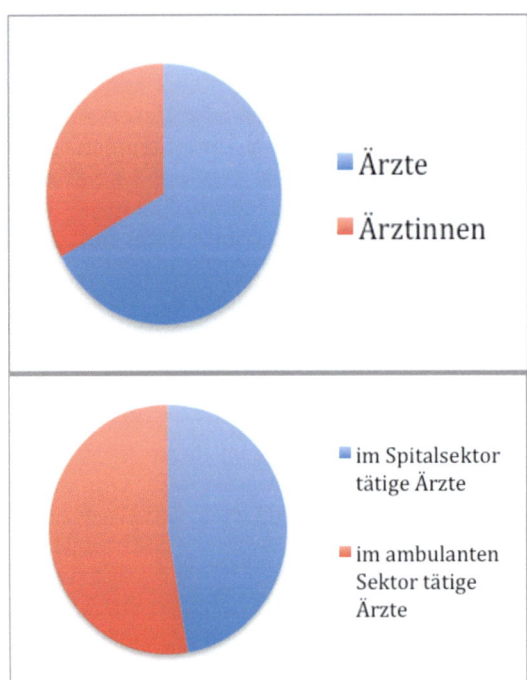

Bei den Studenten ist die Zunahme deutlich höher. 1980 gab es zum Beispiel bei 2'158 Medizinstudentinnen 4'919 Medizinstudenten. 2010 war das Verhältnis umgekehrt, bei 4'844 Medizinstudentinnen gab es nur 3'538 Medizinstudenten.

Abbildung Nr. 3: Verhältnis Medizinstudenten und Medizinstudentinnen 1980 und 2010

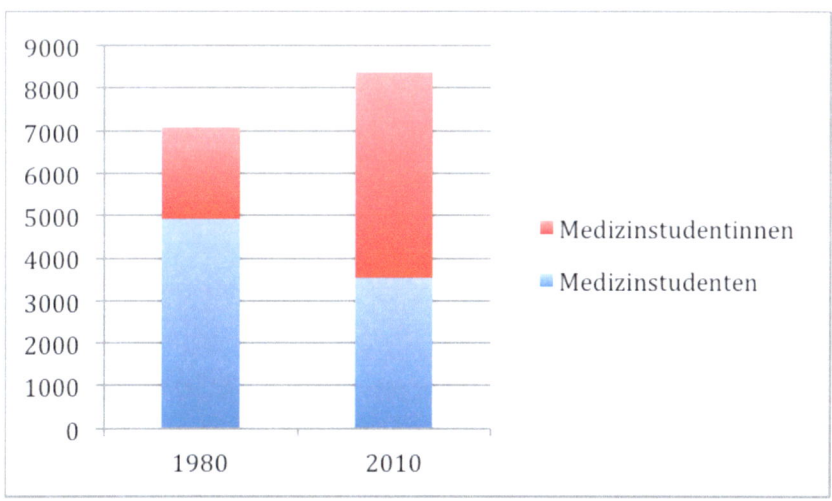

Insgesamt hat die Zahl der Medizinstudentinnen und Medizinstudenten von 1980 bis 2010 nur um 1300 zugenommen. 1980 waren es 7'077, im Jahr 2010 gerade einmal 8'382. Dies ist vor allem eine Folge des Numerus Klausus.
Versucht man nun die Anzahl ambulant tätigen Ärzte in Einzel-, Doppel- und Mehrärztepraxen ausfindig zu machen, so sind die Zahlen deutlich spärlicher. Erst ab 2008 erhebt die FMH Zahlen für in Gruppenpraxen tätige Ärzte. Vorher gab es nur Einzelpraxen, Doppel- und Gruppenpraxen wurden zusammen gezählt. Die Zahlen sind in der nachstehenden Tabelle abgebildet. Leider sind somit für die Schweiz noch keine aussagekräftigen Zahlen vorhanden. Man sieht aber doch eine jährliche Zunahme, sowohl in den Doppel- als auch in den Mehrärztepraxen tätiger Ärzte.

Abbildung Nr. 4: Praxisentwicklung Schweiz 2006 – 2010 (FMHServices)

Praxisentwicklung Schweiz 2006 - 2010

Praxistyp	2006		+/-	2007		+/-	2008		+/-	2009		+/-	2010		+/-
Anzahl Ärzte in Einzelpraxen	8482	67.09%		8447	65.57%	-35	8418	63.56%	-29	8489	63.34%	71	8553	63.12%	64
Frauen	1878	22.14%		1930	22.85%		2015	23.94%		2095	24.68%		2156	25.21%	
Männer	6604	77.86%		6517	77.15%		6403	76.06%		6394	75.32%		6397	74.79%	
Anzahl Ärzte in Doppel- oder Gruppenpraxen	4161	32.91%		4435	34.43%	274	4827	36.44%	392	4913	36.66%	86	4997	36.88%	84
Frauen	1540	37.01%		1652	37.25%		1809	37.48%		1869	38.04%		1924	38.50%	
Männer	2621	62.99%		2783	62.75%		3018	62.52%		3044	61.96%		3073	61.50%	
Gesamttotal Ärzte in Praxen	12643	100.00%		12882	100.00%	239	13245	100.00%	363	13402	100.00%	157	13550	100.00%	148
Frauen	3418	27.03%		3582	27.81%		3824	28.87%		3964	29.58%		4080	30.11%	
Männer	9225	72.97%		9300	72.19%		9421	71.13%		9438	70.42%		9470	69.89%	
Gesamttotal Praxen	10563			10665		102	10832		167	10946		114	11052		106
Annahme: Doppel- / Gruppenpraxen mit 2 Ärzten															
Freiwillig Deklaration										784			1026		
davon in Doppelpraxen (2)							232		232	442	56.38%	210	575	56.04%	133
Frauen							69	29.74%		154	34.84%		208	36.17%	
Männer							163	70.26%		288	65.16%		367	63.83%	
davon in Gruppenpraxen (>2)							158		158	342	43.62%	184	451	43.96%	109
Frauen							36	22.78%		107	31.29%		152	33.70%	
Männer							122	77.22%		235	68.71%		299	66.30%	
Durchschnitt pro Praxis							5.40								

Bis 2007 hat die FMH zwischen Einzel- und Doppel-/ Gruppenpraxen unterschieden. Ab 2008 können die Ärzte durch Selbstdeklaration angeben, wie viele Ärzte in der Gruppenpraxis tätig sind. So kann ab 2008 auch zwischen Doppel- und Gruppenpraxen unterschieden werden.

Bemerkungen zu 2010:

Zu einem grossen Teil sind die Ärztinnen und Ärzte in Einzelpraxen tätig (63,1 %). Die Frauen arbeiten etwa zur Hälfte (52.8 %) in Einzelpraxen, während bei den Männern diese Verteilung leicht anders aussieht: 67.6 % der männlichen Kollegen arbeiten in einer Einzelpraxis und etwas weniger als ein Drittel in einer Doppel- oder Gruppenpraxis.

Die Verteilung zwischen Einzelpraxen und Doppel-/ Gruppenpraxen hat sich zwischen den Jahren 2009 und 2010 kaum verändert. Dies, obwohl die Selbstdeklaration um 30 % zugenommen hat.

14.04.2011 / 10.55

Fügt man die bereits erwähnten Zahlen alle zusammen und ergänzt sie mit Zahlen aus der FMH Ärztestatistik ergeben sich die in Abbildung 5 zusammengefassten Zahlen der Entwicklung der Gruppenpraxen in der Schweiz. Bis ins Jahr 2007 sind Doppel- und Gruppenpraxen nicht zu unterscheiden. Ab 2008 wird zwischen Doppel- und Gruppenpraxen unterschieden.

Leider erhebt die FMH aber nur die Anzahl Ärzte und nicht die Anzahl Praxen. Somit ist man auf ungenaue Interpolationen von Zahlen angewiesen. Wie aus den Abbildungen 5 und 6 hervorgeht, werden noch bei weitem nicht alle Ärzte, welche in Doppel- oder Gruppenpraxen arbeiten, vom System erfasst.

Abbildung Nr. 5: Doppel- und Gruppenpraxen in der Schweiz

Jahr	1951	1972	1982	1990	2006	2007	2008	2009	2010
Doppel- und Gruppenpraxen	1	49	203	740	2081	2218	2414	2457	2499
Ärzte in Doppelpraxen							232	442	575
Ärzte in Gruppenpraxen							158	342	451

Abbildung Nr.6: Grafische Darstellung der Zahlen von Doppel- und Gruppenpraxen in der Schweiz

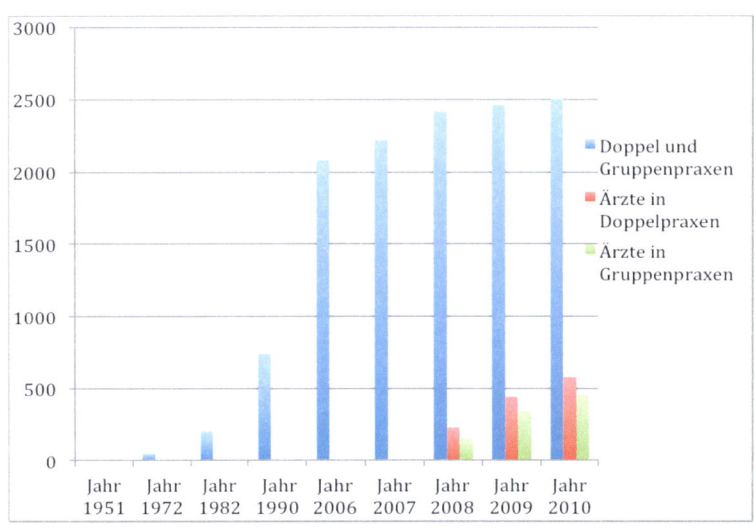

Eine Umfrage der AGZ (Ärztegesellschaft Zürich) nach der Anzahl Partner in Zürcher Arztpraxen kam im Jahre 2005 zu folgendem Bild.

Abbildung Nr. 7: Anzahl Partner in Praxen im Kanton Zürich 2005 (Angaben in %)

Angaben aus Umfrage	Alle	Allge-meine Medizin	Innere Medizin	Praktische Ärzte	Pädiater
Einzelpraxis	54.7	52.8	58.8	61.9	51.0
2 Ärzte	27.3	29.9	24.4	14.3	25.5
3 Ärzte	12.8	12.5	11.9	19.0	13.7
4 Ärzte	4.1	4.3	2.5	4.8	7.8
Mehr als 4 Ärzte	1.1	0.3	2.5	0	2.0

Abbildung Nr. 8: Grafische Darstellung der Anzahl Partner in Praxen im Kanton Zürich 2005

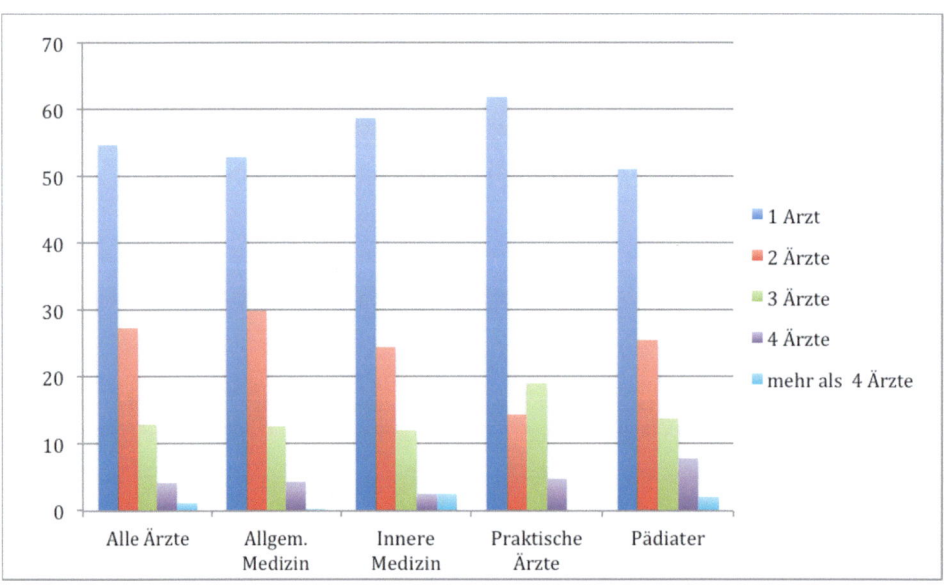

Diese Umfrage zeigt Erstaunliches, nämlich, dass im Jahre 2005 nur noch die Hälfte der Grundversorger im Kanton Zürich alleine in einer Praxis arbeiten. Dieser Trend ist aus den gesamtschweizerischen Statistiken der FMH nicht mit dieser Deutlichkeit ersichtlich. Als Gründe kann man die ungenaue Datenerhebung der FMH vermuten, weiter dürfte im Kanton Zürich mit seinen grossen städtischen Agglomerationen dieser Trend schon weiter fortgeschritten sein als in den ländlichen Kantonen.

1.2. Definition Gruppenpraxis und Typisierung

In der **Schweiz** wird der Begriff Gruppenpraxis uneinheitlich gebraucht. Er wird teilweise bereits dann verwendet, wenn zwei Ärzte zusammen nur die Infrastruktur zusammen nutzen.

In den **USA** ist der Begriff Gruppenpraxis genau definiert und die einzelnen Merkmale sind in Abbildung 9 aufgeführt.

Abbildung Nr. 9: Definition Gruppenpraxis in den USA

•   Praktizierung der Medizin •   Mindestzahl von drei Ärzte •   Formelle Organisationsform •   Gemeinsame Einrichtungen, Apparaten, Kartei und Personal

(Mojan-Azzi, 1999, S. 32)

Von den 1990 in der Schweiz durch die FMH gezählten 740 Gruppenpraxen bestanden 75% aus nur 2 Ärzten (Eicher, 1992, S. 377). Diese wären also nach amerikanischem System nicht gezählt worden und es wären demnach nur 185 Gruppenpraxen nach amerikanischer Nomenklatur gewesen.

In **Deutschland** werden die Begriffe Praxisgemeinschaft, Gemeinschaftspraxis und Praxisklinik unterschieden.

Die **Praxisgemeinschaft** ist eine Kooperationsform verschiedener selbständiger Ärzte zur gemeinsamen Nutzung von Praxisräumen und Praxisinfrastrukturen mit der Möglichkeit auch Hilfspersonal gemeinsam zu beschäftigen. Die Anstellung von nicht selbständigen Ärzten ist jedoch nicht erlaubt. Der Behandlungsvertrag kommt zwischen dem Patienten und dem einzelnen Arzt zustande.
Diese Form der Zusammenarbeit bedarf in Deutschland keiner speziellen Bewilligung (Seelos, 2008, S. 18 – 20; Wikipedia, Praxisgemeinschaft, 2012).

Die **Gemeinschaftspraxis** ist ein Zusammenschluss von mehreren Ärzten zur gemeinsamen Ausübung vertragsärztlicher Tätigkeit. Diese Gemeinschaft wird als wirtschaftliche Einheit verstanden und meist in Form einer juristischen Gesellschaft geführt. Der Behandlungsvertrag kommt zwischen dem Patienten und der Gesellschaft zustande und nicht zwischen dem Patienten und den einzelnen Ärzten.
Zur Führung einer Gemeinschaftspraxis ist in Deutschland eine Bewilligung der zuständigen Behörden einzufordern (H.J. Seelos, 2008, S. 20, Wikipedia, Gemeinschaftspraxis, 2012).

Als Sonderform der Gemeinschaftspraxis gilt das **medizinische Versorgungszentrum (MVZ)**, welches eine im 2004 eingeführte Einrichtung zur Erbringung ambulanter medizinischer Leistungen darstellt. Dort dürfen Ärzte angestellt sein, allerdings müssen MVZ's immer fachübergreifend sein, d.h. eine monodisziplinäre Praxis kann nicht als MVZ betrieben werden. (Wikipedia, Medizinisches Versorgungszentrum, 2012).

In einem Artikel der aus der Arbeit im Zukunftsworkshop in Scuol hervorgegangen ist beschrieb Heini Zürcher die Gemeinschaftspraxis als schwieriges Praxismodell (Zürcher, 2005). Er postuliert sogar, man solle sich vor Doppelpraxen hüten, diese Form der Zusammenarbeit sei höchst ungeeignet. Aus Sicht Zürchers gehört die Zukunft den Gruppenpraxen mit 5 und mehr Ärzten, da sich diese professionell organisieren lassen. Bei kleineren Praxen sind zwischenmenschliche Probleme häufiger und erhöhen daher die Gefahr des Scheiterns.

Gruppenpraxen lassen sich daneben auch nach folgenden Merkmalen einteilen.

Abbildung Nr. 10: Unterscheidungsmerkmale von Gruppenpraxen

Anzahl Ärzte
Doppelpraxen
Gemeinschaftspraxen
Grosspraxen
Walk in Praxen
Permanancen
Notfallpraxen
Mobile Praxen z.B. Für Berggebiete
Integrationsgrad der Zusammenarbeit
Monodisziplinär oder multidisziplinär
Orgnisationsform AG/ GmbH/ Einfache Gesellschaft/ Kollektiv Gesellschaft
Ambulante oder stationäre Behandlung
Eigenbesitz oder Fremdbesitz

1.3. Mögliche Gesellschaftsformen für Gruppenpraxen in der Schweiz

Abbildung Nr. 11: Schweizerische Gesellschaftsformen (im OR geregelt)

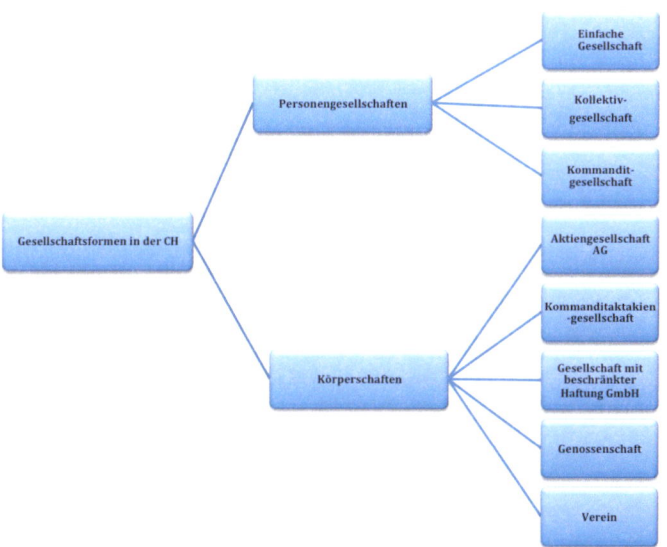

Eine 1990 durchgeführte Umfrage bezüglich Rechtsform der Gruppenpraxen zeigte die folgenden Zahlen (Eicher, 1992).

Abbildung Nr. 12: Rechtsform der Gruppenpraxen in der Schweiz 1990

Einfache Gesellschaft	80,8 %
Kollektivgesellschaft	1,4%
Genossenschaft	0,2%
Aktiengesellschaft	1,0%
Weiss nicht	13,6%
Keine Antwort	3,1%

2011 führte die FMH bei allen Kantonen eine Umfrage über die Anzahl Arztpraxen in der Form einer juristischen Person durch. Leider sind daraus keine Schlüsse zu ziehen, da in den meisten Kantonen die Daten nicht erhoben werden (Umfrage Arztpraxis in Form einer juristischen Person 2/2011). Die Resultate müssen aber generell angezweifelt werden, da sie mindestens für den Kanton Zürich, in welchem der Autor sie beurteilen kann, falsch sind.

Man kann vermuten, dass sich die Gesellschaftsform in den letzten 20 Jahren zunehmend auf die Körperschaften, vor allem auf die AG verschoben hat. Leider sind aber auch dazu keine konkreten Zahlen verfügbar.

Gemäss einer Aussage der AGZ gab es Mitte 2012 im Kanton Zürich etwa 50 sogenannte ambulante Ärztliche Institutionen die in breiterem Umfang erst seit Januar 2012 im Kanton Zürich möglich sind. Diese müssen laut Gesetz als AG oder GmbH geführt werden. Aktuell sind es ca. 45 AG's und 5 GmbH's (Auskunft Sekretariat AGZ, August 2012).

Abbildung Nr. 13: Ambulante ärztliche Institutionen im Kanton Zürich im August 2012

Total	AG	GmbH
50	45	5

Abbildung Nr. 14: Grafische Darstellung Verteilung von AG und GmbH im Kanton Zürich im August 2012

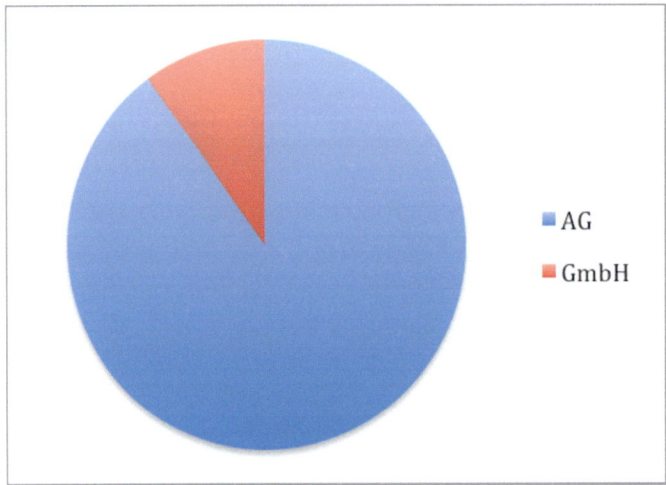

2.   Vor- und Nachteile von Gruppenpraxen

2.1.   Was sich Jungärzte wünschen

Am ersten Kongress der jungen Hausärzte Schweiz, welcher im Mai 2011 stattgefunden hat, wurde eine Umfrage unter den teilnehmenden Jungärzten, welche kurz vor Aufnahme einer ambulanten Tätigkeit stehen, gemacht. Dabei wurde nach der bevorzugten Praxisformen gefragt. (Streit, 2011, S. 342 - 343)

Wie zu erwarten war wollten 78% der befragten 104 Jungärzte in einer Gruppenpraxis arbeiten, nur 16% in einer Doppelpraxis, 6 Personen (5,7%) bevorzugen noch eine Einzelpraxis.

Abbildung Nr. 15: Wunscharbeitsort junger Ärzte 2011

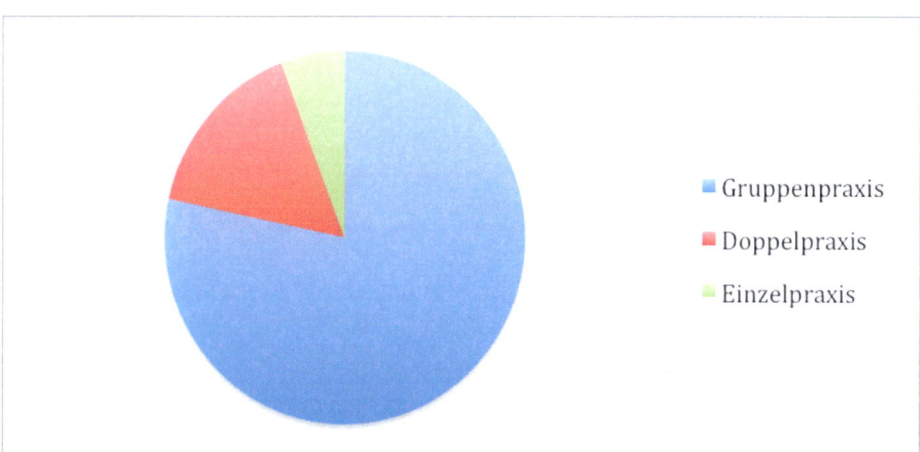

83% der jungen Ärzte wollen auf dem Land oder in der Agglomeration arbeiten und das Wunschpensum liegt bei 80%. Nur noch 10-20% wünschen ein volles Arbeitspensum.
Erstaunliches brachte die Umfrage auch betreffend den gewünschten Anstellungsverhältnissen. Nur noch 59% möchten selbständig arbeiten, d.h. 41% möchten im Angestellten-Verhältnis arbeiten. Noch deutlicher ist der Anteil der Frauen, die angestellt arbeiten wollen, nämlich 47%.
Damit kommt der Trend bei den Jungärzten zur Gruppenpraxis klar zum Ausdruck und dürfte mit ein Grund sein, dass bestehende Einzelpraxen kaum mehr übergeben

werden können und folglich häufig geschlossen werden müssen. Es sei denn sie werden rechtzeitig in eine Gruppenpraxis umstrukturiert!

Ein weiterer klarer Trend ist der Wunsch nach Teilzeitarbeit, welcher weitreichende Folgen hat. Um 100 vollarbeitende Ärzte zu ersetzen braucht es z.B. 132 Ärzte die durchschnittlich 76% (das durchschnittliche Wunschpensum der Jungärzte) arbeiten. Auch ist mit Teilzeitarbeit eine Einzelpraxis wirtschaftlich kaum zu führen. So rechnete die AGZ 2005 damit, dass die Kosten für die Infrastruktur in einer konventionellen Einzelpraxis 70 – 75% des Umsatzes betragen. Dieser Wert dürfte in der Zwischenzeit durch die Taxpunktsenkung und die weitere Kostenzunahme noch gestiegen sein (AGZ, 2005).

Am Kongress junger Hausärzte Schweiz wurden einige Voten von jungen Ärzten und Medizinstudenten abgegeben, die ich hier zitiere:

Zitat 1:
„Soviel wie möglich selber in der Praxis machen: Labor, Röntgen, Ultraschall etc. Regelmässiger Austausch/Weiterbildungen mit anderen Hausärzten, gute Zusammenarbeit und Kommunikation mit Spezialisten/Spital, geregelte Arbeitszeiten und angemessene Entlöhnung. Administrative Arbeiten auf einem Minimum halten."
(25-jährige Studentin)

Zitat 2:
„Ich bin überzeugt, dass die Hausärzte – junger und älterer Generation – in die richtige Richtung ziehen und die Hausarztmedizin in den nächsten Jahren wieder starken Aufschwung finden wird."
(24-jährige Studentin)

Zitat 3:
„Wenn ich 60% arbeite (wie jetzt, als Angestellte in einer Hausarztpraxis) und schon damit 30 Stunden abdecke, will ich nicht auch noch gezwungenermassen 24 „Dienste" (12 Hintergrund, 12 in der Notfallpraxis) machen müssen! Ich arbeite gerne, der Beruf macht mir Spass, aber ich habe auch noch ein anderes Leben, das mich voll beschäftigt!"
(45-jährige Hausärztin)

Als Fazit kann man postulieren, dass zukünftige Hausärztinnen und Hausärzte
- vorwiegend weiblich sind
- auf dem Land in einer Gruppenpraxis arbeiten
- Teilzeit arbeiten und zum grösseren Teil angestellt sind
- sich eine geregelte Arbeitszeit mit guten fachlichen Austauschmöglichkeiten innerhalb der Praxis wünschen

Eine weitere Untersuchung zur Situation der Grundversorger und Praxisformen ist an der FHS St. Gallen als Projektarbeit im Auftrag des Gesundheitsdepartementes des Kantons St. Gallens 2007 in der Zeitschrift Primary Care publiziert worden. (Marti, 2007, S. 50 - 53). Von den 238 ausgewerteten Fragebogen bewerteten Ärzte in Weiterbildung die Grundversorgung mit einer hohen zeitlichen Belastung, einer niedrigen finanziellen Entlöhnung und einem hohen finanziellen Risiko bei grosser emotionaler Belastung und starker Reglementierung. Alle diese Aussagen sind typische Probleme der Einzelpraxis, die in der Gruppenpraxis deutlich weniger auftreten.

In Zeitschriften und der Tagespresse sind immer wieder Berichte über „die Einzelpraxis als Auslaufmodell" (Titel aus der Berner Zeitung (Walser B. 2010)) zu lesen.

Im oben erwähnten Artikel wird geschildert, dass in einer Gemeinde im Berner Seeland von fünf Ärzten vier vor der Pensionierung stehen und keine Nachfolger in Sicht seien. Es sei nun die Gemeinde gefordert hier Abhilfe zu schaffen, um auch in Zukunft die Bevölkerung medizinisch versorgen zu können.

Der Tagesanzeiger schreibt am 3.4.2012, dass der Hausarzt in der Einzelpraxis in Zukunft die Versorgung der vielen älteren Leute nicht mehr gewährleisten kann und dass dazu grössere Gesundheitszentren nötig sind (Brotschi M. 2012).

Der Zürcher Oberländer schreibt im April 2012 sogar vom Dienstschluss für die Einzelpraxis (Odermatt, 2012).

2.2. Vorteile von Gruppenpraxen

2.2.1. Vorteile von Gruppenpraxen für die Ärzte und übrigen Angestellten

- Kostenersparnisse durch gemeinsame Nutzung der Infrastruktur (Verkleinerung ökonomischer Druck, Möglichkeit der früheren Vornahme von Ersatzinvestitionen, wodurch die Praxis modern bleibt und neuesten Technologien anbieten kann)
- Stabilisierung und bestenfalls Erhöhung des Einkommens durch die realisierten Kostenvorteile
- Geregelte Arbeitszeit und geregelte auf alle Ärzte aufgeteilte Notfalldienste
- Gute Möglichkeit der Teilzeitarbeit und Anpassung der Arbeitszeit an den Lebenszyklus
- Bessere Fortbildungsmöglichkeit intern und extern, da ein Wegbleiben von der Praxis problemlos möglich ist
- Befreiung aus der Isolation in der Einzelpraxis
- Gegenseitige Hilfe und Beratung bei unklaren Fällen, Kollegen-Beizug ohne grosse Hürden
- Bessere Chancen für Nachfolgeregelung

- Economic of Scale:
  o Zusammenfassung und Professionalisierung der Verwaltung
  o Professionalisierung der Rechnungsstellung, Buchführung usw.
  o Bessere Einkaufsbedingungen durch grosse Bezugsmengen
  o Bessere Raumnutzung
  o Bessere Infrastruktur
  o Bessere Personalausnutzung
  o Bessere Personalangebote werden durch die Grösse möglich
    (→ „Cafeteriasystem")

Diese Vorteile führen zur Erhöhung der Lebensqualität!

2.2.2.   Vorteile von Gruppenpraxen für Patienten
- Längere Öffnungszeiten, eventuell Betreuungsmöglichkeit rund um die Uhr
- Keine Ferienabwesenheiten (Praxis ist nie geschlossen)
- Breiteres Leistungsangebot durch grösseres „know-how" an einem Ort
- Bessere, modernere Infrastruktur, daher viele Spezialuntersuchungen in der Praxis sofort verfügbar
- Bessere Qualität der Leistung durch besser ausgebildete Ärzte
- Ermöglichung alternativer Versicherungsvarianten
- Keine „ausgebrannten" Ärzte

2.2.3.   Vorteile von Gruppenpraxen für Kassen und Kostenträger
- Möglichkeit für grössere, kollektive und attraktive Versicherungslösungen
- Managed care – Modelle
- Kostenvorteil

2.3. Nachteile von Gruppenpraxen

2.3.1. Nachteile von Gruppenpraxen für die Ärzte und übrigen Angestellten

- Schwierigkeit eine gemeinsame Linie zu verfolgen, die „corporate Identity" aufrecht zu erhalten, dadurch ein gewisser Verlust der Autonomie und persönlicher Entscheidungsfreiheit, vor allem in organisatorischen Fragen.
- Aufwand für Koordination bei demokratischer und nicht von der Leitung diktierter Führung.
- Gefahr der zusätzlichen Spezialisierung (-> Beispiel: Wenn ein Dermatologe im Team ist, kommen automatisch alle dermatologischen Patienten zu ihm)
- Konfliktpotential ist die Kostenverteilung beziehungsweise die Gewinnaufteilung der Praxis, wenn sie nicht von Anfang an klar geregelt ist.

Abbildung Nr. 16: Vor und Nachteile des gemeinsamen Praktizierens aus Arztsicht (nach Wartmann R)

Vor- und Nachteile des gemeinsamen praktizierens aus Arztsicht

Vorteile	Nachteile
Kostenersparnisse durch gemeinsame Infrastruktur	Schwierigkeiten bei der Konsensfindung
Economics of Scale (Ökonomische Optimierung)	Zeitaufwand für Koordination
Erhöhung und Stabilisierung des Einkommens	Schwierigkeiten bei der gerechten Kostenverteilung/ Entschädigung
Entlastung vom administrativen Aufwand, Konzentration auf die Medizin (Qualitätssicherung)	Geringere Entscheidungsfreiheit und Verlust an Individualität
Befreiung aus der Isolation und bessere Medizin durch Teamarbeit	Unerwünschte übermässige Spezialisierung
Bessere Fortbildungsmöglichkeiten	Keine Einsparung von Stellenprozenten
Bessere Chancen für Nachfolgereg.	
Erhöhung der Lebensqualität	

Gemeinsame Berufsausübung aus Arztsicht

2.3.2. Nachteile von Gruppenpraxen für Patienten

Der Hauptnachteil ist eine gewisse Anonymität einer grossen Praxis, was vor allem von älteren Patienten bemängelt wird.

Die älteren Patienten wie auch in gewissem Masse jüngere chronisch kranke Patienten schätzen nicht, wenn sie von verschiedenen Ärzten betreut werden. Lieber wäre ihnen der gleiche Ansprechpartner für 24 Stunden und 365 Tage.

Dieser Nachteil wird aber zum grössten Teil wieder wettgemacht durch die grosse Betreuungskonstanz durch die gleiche Praxis mit vorhandener Krankengeschichte. Dies bedeutet für den Patienten, dass man über ihn Bescheid weiss, auch wenn nicht sein bevorzugter Arzt anwesend ist.

Abbildung Nr. 17: Vor und Nachteile des gemeinsamen Praktizierens aus Patientensicht (nach Wartmann R.)

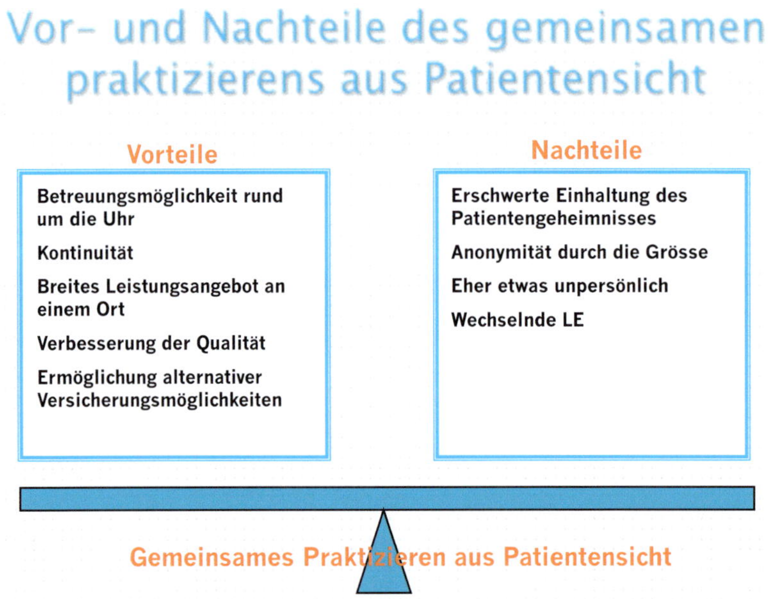

Vor- und Nachteile des gemeinsamen praktizierens aus Patientensicht

Vorteile	Nachteile
Betreuungsmöglichkeit rund um die Uhr	Erschwerte Einhaltung des Patientengeheimnisses
Kontinuität	Anonymität durch die Grösse
Breites Leistungsangebot an einem Ort	Eher etwas unpersönlich
Verbesserung der Qualität	Wechselnde LE
Ermöglichung alternativer Versicherungsmöglichkeiten	

Gemeinsames Praktizieren aus Patientensicht

3. Management der Gruppenpraxis, theoretische Grundlagen und Beispiele

3.1. Managementprozess einer Gruppenpraxis, theoretische Grundlagen

Für das Gelingen der Transformation einer oder mehrerer Praxen zu einer Gruppen-praxis ist es wichtig, sich über die Führung und somit über das Management einige grundsätzliche Gedanken zu machen.

Abbildung Nr 18: Mögliche Struktur einer Praxisexpansions-AG (nach MedSolu-tion)

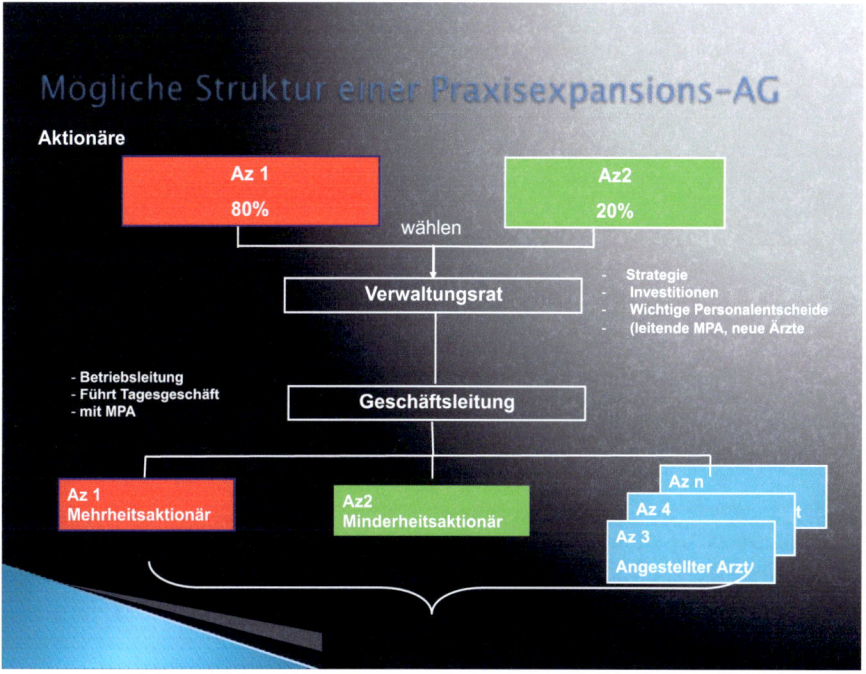

Die meisten Probleme bei Gruppenpraxen entstehen durch unklare Führungsstruktu-ren und die sich daraus ergebenden Konflikte. Da es sich bei Gruppenpraxen um kleine KMU's handelt, werden unterschiedliche Funktionen oft durch die gleiche Per-son ausgeführt, was die Struktur zusätzlich kompliziert.

Es werden im Management eines Betriebes drei unterschiedliche Handlungsebenen unterschieden: Die Ebene des normativen, des strategischen und des operativen Managements.

Diese drei Ebenen werden im Folgenden kurz dargestellt, für ausführliche Darstellung wird auf entsprechende Fachliteratur verwiesen (Seelos H., 2010; Waibel R., 2009). Dieser Prozess wird anschliessend an Beispielen von realen Praxisumwandlungen untersucht.

Abbildung Nr. 19: Medizinbetriebliche Ordnungsmomente und ihre Materialisierung (aus Seelos, Management von Medizinbetrieben, S. 25)

Handlungssphäre	Ordnungsmomente	Materialisierung
Normatives Medizinmanagement	Unternehmenspolitik	Corporate Governance Mission
		Corporate Behaviour
	Unternehmenskultur	Corporate Identitiy
Strategisches Medizinmanagement	Strategie	Vision
		Gesamtstrategie
		Teilstrategien
	Strukturen	Aufgabenstruktur
		Leitungsstruktur
		Organisationsstruktur
		Prozessstruktur
Operatives Medizinmanagement	Systeme	Ziel- und Strategiesystem
		Organisationssystem
		Controllingsystem
		Qualitätsmanagementsystem
		Risikomanagementsystem
		Sicherheitsmanagementsystem
		Humanführungssystem

3.1.1. Normatives Medizinmanagement

Die Eigentümer oder Anteilseigner (**Shareholde**r) definieren die Unternehmens-politik. Bei den drei am häufigsten vorkommenden Gesellschaftsformen sind dies die folgenden Gremien:

Einfache Gesellschaft → die Gesellschafter (meist die beteiligten Ärzte)
Kollektiv-Gesellschaft → die Mitglieder der Kollektivgesellschaft
Aktiengesellschaft → die Generalversammlung der Aktionäre

Für den langfristigen Erfolg einer Gruppenpraxis ist es wichtig eine Unternehmens-politik zu formulieren und eine Unternehmenskultur zu etablieren.

Die **Unternehmenspolitik** legt in der **Corporate Governance** die Regeln für die Führung der Praxis fest. In der **Corporate Behaviour** wird die **Unternehmens-philosophie** des Unternehmens definiert.

In der **Unternehmenskultur** wird nach Seelos (Seelos, Management von Medizinbe-trieben, S. 31) der gemeinsame Sinnhorizont der Beschäftigten definiert.
Das Verhalten der Beschäftigten (**Corporate Behaviour**) soll sich nach dem Leitbild der Gruppenpraxis richten. In der **Corporate Identity** soll gegen aussen ein einheitli-ches Erscheinungsbild entstehen.

Je nach Grösse der Gruppenpraxis und nach Art der Eigentümer wird die Führung der Gruppenpraxis einem **Geschäftsführer (CEO)** übertragen. Dieser kann ein An-teilseigner (wie beispielsweise bei der Praxis am Bahnhof Rüti) oder ein Geschäfts-führer wie im Beispiel „gleis d" in Chur, der nicht zu den Shareholder gehört, sein.
Je nach Struktur müssen mehr oder weniger Überwachungssysteme impliziert wer-den um sicherzustellen, dass die Praxis im Sinne der Anteilseigner geführt wird.

Diese Führungsstrukturen werden bei den Gruppenpraxen häufig nicht genau defi-niert und sind einer der häufigsten Konfliktpunkte. Dadurch sind die Entscheidungs-systeme häufig nicht klar geregelt.
Diese Probleme treten vorwiegend bei kleinen Gruppenpraxen mit 2 – 3 Ärzten auf (Zürcher, 2005) . So lange alles gut läuft wird alles im Kollegialsystem geregelt. Bei Konflikten fehlt dann eine klare Entscheidungsstruktur. Deshalb ist es wichtig die Funktionen und Führungskräfte genau zu definieren, bevor Konflikte auftreten.

3.1.2. Strategisches Medizinmanagement

Das strategische Medizinmanagement beschäftigt sich mit der Strategie der Gruppenpraxis sowie mit den Strukturen, um den langfristigen Unternehmenserfolg zu sichern.

Ein Instrument zur Entwicklung einer Strategie ist die **SWOT – Analyse**.

Die SWOT-Analyse ist ein Instrument um Stärken und Schwächen eines Unternehmens zu untersuchen. Damit können Stärken (strengths) , Schwächen (weakness), Chancen (opportunities) und Gefahren (threaths) des eigenen Unternehmens untersucht und mit andern Unternehmen verglichen werden (Waibel R. 2009). Die SWOT Analyse betrachtet in der Unternehmensanalyse einerseits die Stärken und Schwächen des Unternehmens, anderseits in der Umweltanalyse die Gefahren und Chancen die von aussen, eben der Umwelt, auf das Unternehmen einwirken.

Abbildung Nr. 20: SWOT Analyse Matrix

Umweltfaktoren / Unternehmens faktoren	Opportunities (Chancen)	Threats (Gefahren)
Strengths (Stärken)		
Weakness (Schwächen)		

Aufgrund der SWOT– Analyse können mögliche Strategieoptionen entwickelt werden.

In der **Portofolio Analyse** können die verschiedenen Geschäftsfelder miteinander verglichen und schliesslich die am meisten Erfolg versprechenden ausgesondert werden (Waibel R. 2009)

20

Abbildung Nr. 21: Portofolio Matrix der Boston Consulting Group

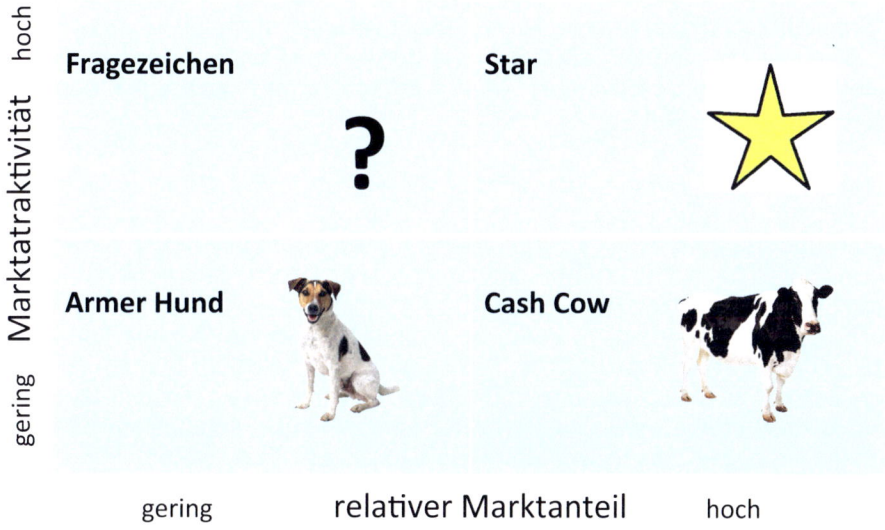

Es gibt noch viele weitere Instrumente zur Untersuchung von zukünftigen Chancen und Strategien die je nach Situation herangezogen werden können, es seien hier nur einige genannt die dem Autor für die Praxisentwicklung nützlich erscheinen.

Abbildung Nr. 22 Instrumente zur Untersuchung von Chancen zur zukünftigen Praxisentwicklung (nach Waibel R. 2009)

- Stakeholderanalyse und Analyse strategischer Gruppen
- Analyse der strategischen Geschäftsfelder
- SWOT- Analyse
- Produkt-Markt-Strategie nach Ansoff
- Portofolio Analyse
- Nutzwertanalyse zur strategischen Bewertung der Marktentwicklungsstrategien

Aus der **Analyse** folgt eine **Vision** der zukünftigen Entwicklung, welche dann in der **Dachstrategie** umgesetzt wird. Daraus entwickeln sich mehrere **Teilstrategien**.
Um die Strategie umzusetzen braucht es **Strukturen.**
Die dafür benötigten Strukturen sind nach Seelos (Seelos, Management von Medizinbetrieben, S. 59 – 69) eine Aufgabenstruktur, welche die Arbeitsteilung organisiert und die Aufgaben verschiedenen Personen zuweist, was zu einer Arbeitsteilung führt.

Von verschiedenen Leistungserbringern werden Teilaufgaben erbracht, die dann für den Patienten als sinnvolles Ganzes erscheinen.

Hier besteht bei Praxen meist ein grosser Restrukturierungsbedarf, da zu viele Aufgaben durch den Arzt erbracht werden, obschon seine Kompetenz dazu nicht nötig wäre. Beispiele: Augentest, Wundverbände öffnen und wieder verbinden und viele weitere medizinische Handlungen, welche durch eine MPA statt durch den Arzt vorgenommen werden können.

Um die erbrachten Teilleistungen sinnvoll zu erbringen sind effiziente Leitungsstrukturen wichtig. Bei den Leitungsstrukturen ist zu unterscheiden zwischen **Entscheidungsbefugnis**, welche nur dem obersten Management zusteht und der **Weisungsbefugnis**, welche auf allen Ebenen für spezielle Tätigkeiten angesiedelt werden kann.

In der Organisationsstruktur werden die Grundlagen für die Organisation der Gruppenpraxis festgelegt. Dabei ist es wichtig zwischen **Kernprozessen** (eigentliches Kerngeschäft des Unternehmens, z.B. Erbringung von medizinischen Dienstleistungen und **Unterstützungsprozessen** (Prozesse, die zur Unterstützung des Hauptgeschäftes dienen, z.B. das Putzen der Arztpraxis) zu unterscheiden.

Abbildung Nr. 23: Beispiel einer möglichen Organisationsstruktur einer Gruppenpraxis in Form einer AG

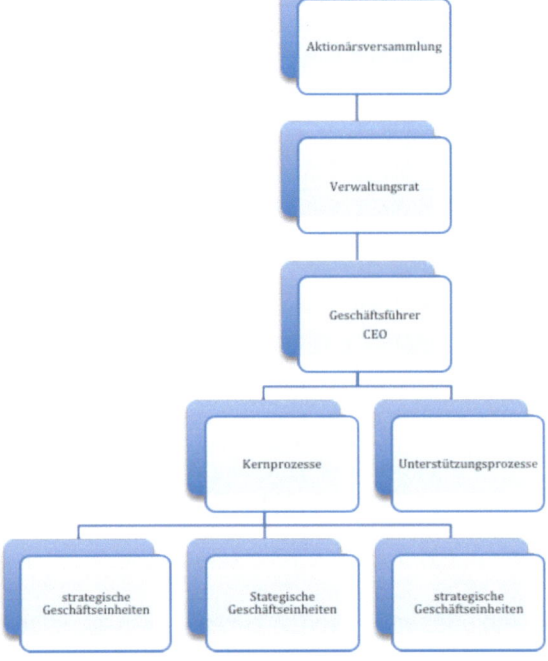

Je grösser die Praxis ist desto wichtiger ist es die verschiedenen Kernprozesse in strategische Geschäftseinheiten aufzugliedern. Beispielsweise ist eine multi-disziplinären Gruppenpraxis in die Bereiche allgemeine Medizin, Chirurgie, Gynäkologie, Dermatologie usw. aufzuteilen.

Für das Gelingen des Unternehmens ist es wichtig den **Deckungsbeitrag** der einzelnen strategischen Geschäftseinheiten zu kennen. Manchmal sind nicht jene Geschäftseinheiten rentabel, bei welchen man es auf den ersten Blick vermutet, da sie hohe Nebenkosten verursachen und somit vielleicht bestenfalls selbsttragend sind. Hier könnte ein Stolperstein von grösseren Gemeinschaftspraxen liegen, da möglicherweise unrentable Geschäftseinheiten mitgetragen werden ohne sich dessen bewusst zu sein. Es ist natürlich durchaus möglich unrentable Geschäftseinheiten weiterhin zu betreiben, z.B. aus Imagegründen, man sollte sich darüber aber immer im Klaren sein.

Wahrscheinlich werden häufig auch die **Unterstützungsprozesse** unterschätzt und nur stiefmütterlich betreut. Somit können diese grosse unnötige Kostenverursacher sein. Bei Ärzten ist es noch üblich die von Lieferanten verlangten, meist überhöhten Preise einfach zu bezahlen ohne überhaupt nach Rabatten oder geldwerten Nebenleistungen zu fragen. Hier wird von einer grösseren Praxis viel Geld verschenkt, wenn diese Geschäftseinheit nicht professionell betreut wird. Dies soll nicht Aufgabe eines Arztes sein, sondern an eine kaufmännische Fachperson delegiert werden.

Je grösser die medizinische Einheit wird desto mehr sollten sich wiederholende Prozesse in einer **Prozessstruktur** abgebildet und festgelegt werden. Beispielsweise führt ein definierter Prozessablauf beim Eintritt eines Patienten mit Thoraxschmerz (→ also medizinischer Verdacht auf Herzinfarkt) zu einem besseren und schnelleren Ablauf der Abklärung und zu deutlich weniger Stress für alle Beteiligten, sowie auch zu einem besseren Outcome für den Patienten. Es ist nicht sinnvoll diesen Ablauf jedesmal neu zu erarbeiten und je nach anwesenden Personen besser oder schlechter durchzuführen.

Abbildung Nr. 24 Strategisches Management der Gruppenpraxis (nach Wartmann R., Praxisformen der Zukunft)

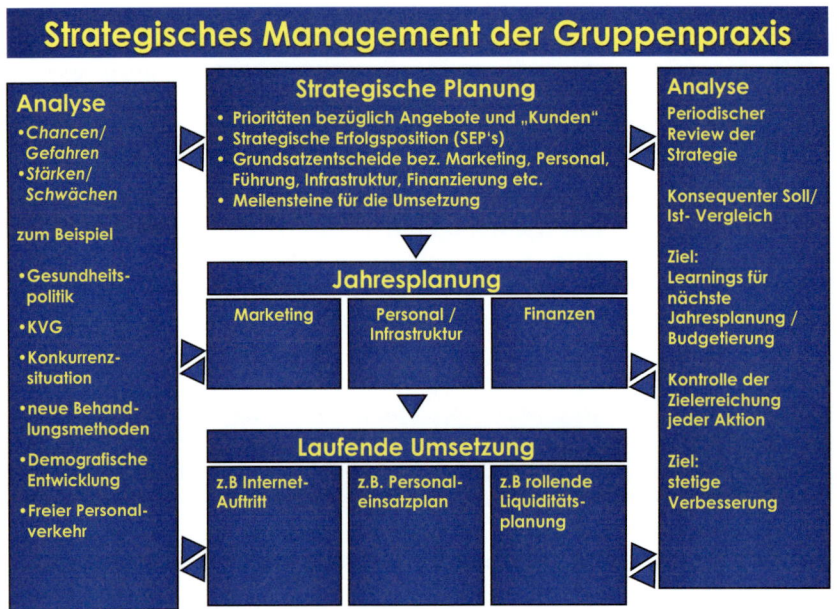

3.1.3 Operatives Medizinmanagement

Das operative Management beschäftigt sich mit den laufenden betrieblichen Geschäftsprozessen. Es hat eine kurzfristige Perspektive, dh. es muss die in der Strategie langfristig festgelegten Projekte umsetzen.

Das strategische Management ist dafür verantwortlich das die richtigen Dinge getan werden.
Das operative Management muss dafür sorgen das die Dinge richtig getan werden.

Das operative Management ist dafür verantwortlich das die Dinge nach einem sinnvollen ökonomischen Ansatz erbracht werden, das heisst, es muss sorgfältig mit den personellen und materiellen Ressourcen umgehen.
In den Bereich des operativen Managements gehören die konkreten Zielvereinbarungen, Organisationssysteme, Controllingsysteme, Qualitäts-Managementsysteme, Personalmanagement, Risikomanagement; das eigentliche Tagesgeschäft eines Medizinbetriebes!
Häufig wird durch die Hektik des Tagesgeschäftes, eben des operativen Managements, die Ebene des strategischen und normativen Managements vernachlässigt.

3.2. Beispiele von Praxisumwandlungen

3.2.1. Zusammenziehen von mehreren Ärzten in eine Grossarztpraxis am Beispiel medizinisches Zentrum „gleis d" in Chur

3.2.1.1.Geschichtliche Entwicklung des medizinischen Zentrums „gleis d" in Chur

Im Jahre 2004 beschlossen einige Ärzte in Chur den Zusammenschluss von bestehenden Praxen zu einer neuen Praxis auf dem Areal des Bahnhofs SBB in Chur. Die SBB realisierte damals nördlich des Bahnhofs Chur eine grosse neue Überbauung, wo die Ärzte drei Stockwerke zu je 300 m2 belegen konnten. Es sollte eine erweiterte Grundversorgung angeboten werden mit dem Ziel 90% der Gesundheitsprobleme vor Ort lösen zu können. Eine gemeinsame medizinische Infrastruktur wie Labor, Röntgen, Ultraschall, Echokardiographie, Ergometrie und Lungenfunktionsdiagnostik sowie eine administrative Infrastruktur mit Telefonzentrale, Computernetzwerk, elektronischer Krankengeschichte, Agenda, Buchhaltung und Verwaltung wurden geschaffen.
Der zeitliche Ablauf gestaltete sich folgender Massen: Die erste Kontaktaufnahme mit der SBB fand im Oktober 2004 statt. Die Gründung der Aktiengesellschaft erfolgte im Juni 2007. Der Betrieb konnte am 1. Februar 2008 aufgenommen werden. Seither sind immer mehr Ärzte dazugekommen, auch wurden zunehmend Assistenzärzte angestellt.

Organisatorisch ist das Zentrum mit einem Verwaltungsrat aufgebaut, in welchem neben einem Treuhänder die acht Gründungsmitglieder vertreten sind. Daneben gibt es eine Geschäftsleitung, in welcher ein Betriebswirtschafter, ein Ärztlicher Leiter und eine MPA Einsitz haben. Weiter wurden 5 Ressorts gebildet, in welchen je ein Arzt des Verwaltungsrates sowie der Betriebswirtschafter aus der Geschäftsleitung und eine weitere Person Einsitz haben.

Für die im Zentrum tätigen Ärzte gibt es verschiedene Arbeitsmodelle. Im Grunde genommen mieten sie aber einen Raum und geben einen Anteil des Umsatzes sowie je nach Gebrauch eine Benützungsgebühr für die Infrastruktur an das Zentrum ab. Alle Ärzte, ausser den auszubildenden Assistenzärzten, rechnen auf ihre eigenen Nummern ab.

Abbildung Nr. 25: Medizinisches Zentrum „gleis d" in Chur

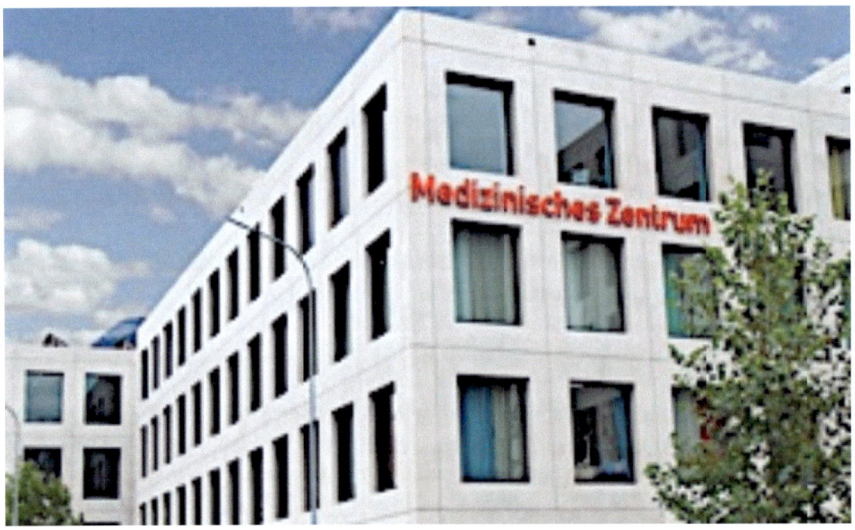

Die Zufriedenheit der Mitarbeiter ist laut Herrn Foppa, Geschäftsführer, sehr hoch. Auch mit ortsüblichen Löhnen haben sie keine Mühe medizinische Praxisassistentinnen zu finden.

Probleme dieser Praxisform bestehen vor allem in der schwierigen Organisationsstruktur, welche mit der Zeit vereinfacht wurde, sowie darin, dass die Praxen immer noch wie Einzelpraxen geführt werden und mehr die Bedürfnisse des Praxisinhabers als der Stakeholder berücksichtigen. So ist es bis anhin nicht gelungen längere Öffnungszeiten als bis 18.00 Uhr und Samstagvormittag anzubieten. Auch besteht kein durchgehender Notfalldienst, was bei einer Praxis in dieser Grösse eigentlich möglich sein müsste. Hier stehen straffer organisierte Praxen deutlich besser da und können für die Stakeholder bessere Angebote präsentieren. Dennoch ist das Modell sehr erfolgreich und sicher eine Möglichkeit, um aus bestehenden Einzelpraxen Gruppen-praxen zu realisieren, ohne dass die teilnehmenden Ärzte allzu viel Selbständigkeit aufgeben müssen.

3.2.1.2. Untersuch des Managementprozesses der Praxis medizinischen Zent-rums „gleis d" in Chur

Abbildung Nr. 26: Organigramm des medizinischen Zentrums „gleis d" AG vom 29.05.2012

Organigramm der Medizinischen Zentrum gleis d AG

Aktionärsversammlung

Verwaltungsrat
Dres. med. Mark Däppen (Präsident), Franz Marty (Vizepräsident), Urs Fischer, Jachen Vonzun, Stefanie Frascoli, Edith Oechslin-Decurtins, Heidi Zinggeler Fuhrer, Werner Krafft-Hügli und Herr René Bärtsch

Geschäftsleitung
Herr Men Foppa (Vorsitz), Dr. med. Urs Fischer (Ärztlicher Leiter), Frau Ilona Kneubühler (Leitende MPA und Personalverantwortliche)

5 Ressorts:
Apotheke – Labor – Röntgen – medizinische Geräte
Dres. med. Jachen Vonzun, Heidi Zinggeler Fuhrer, Herr Men Foppa

Verträge – Ärzte
Dres. med. Mark Däppen, Edith Oechslin-Decurtins, Herr Men Foppa

Finanzen – Administration
Dr. med. Franz Marty, Herr René Bärtsch, Herr Men Foppa

ICT
Dres. med. Werner Krafft-Hügli, Franz Marty, Herr Men Foppa

Marketing – Immobilien – Mobilien
Dres. med. Stefanie Franscoli, Heidi Zinggeler Fuhrer, Herr Men Foppa

---

Unternehmenspolitik:
- Ziel 90% der medizinischen Probleme vor Ort lösen zu können
- Gute Weiterbildung, gut ausgebildetes Personal
- Neue Arbeitszeitmodelle mit geregelter Arbeitszeit, Teilzeitarbeitszeit
- Verhinderung der Isolation der Ärzte in gesunheitpolitischer, okono mischer und fachlicher Hinsicht
- Gemeinsame Infrastruktur
- Gemeinsame Technik

Corporate Behaviour:
Scheint von aussen gesehen durch die Einzelpraxenstruktur nicht ganz gegeben.
→ **Leitbild:** Gemäss Herr Foppa: Persönlich, umfassend, individuell, patienten-orientiert (auf der Homepage Einstiegsseite).

Corporate Identity:
Gemäss Herr Foppa: Im Briefverkehr, im Marketingkonzept.

Strategie:
Eine **Vision** ist nicht sichtbar formuliert. Sie ist möglicherweise 90% der gesundheitli-chen Probleme im Zentrum zu lösen.

Gesamtstrategie, Teilstrategien werden erarbeitet durch den VR und die Ge-schäftsleitung

Die Aufgaben-, Leitungs- und Organisationsstruktur ist durch die Aufteilung in 5 Res-sorts gut organisiert und klar strukturiert.

Wie die **Prozessstruktur** festgelegt ist kann mit der Aussensicht nicht beurteilt wer-den.

Die **Systeme** können ohne erweiterten Einblick in die Firma nicht beurteilt werden. Insgesamt scheint aber die „gleis d" AG in Chur ein gelungenes erfolgreiches Modell zu sein, um mehrere Ärzte gemeinsam unter einem Dach zu vereinen, wobei sie ihre individuellen Angewohnheiten nicht aufgeben brauchen und doch von einer ge-meinsamen Infrastruktur profitieren.

3.2.2. Vergrösserung einer Einzelpraxis durch Verlegung und Gründung einer AG und Anstellung von Ärzten am Beispiel der aus der Praxis Dr. Zeller hervorgegangen Praxis am Bahnhof AG in Rüti

3.2.2.1. Geschichtliche Entwicklung der Praxis am Bahnhof AG

Die Praxis Dr. Zeller wurde 1996 neu eröffnet. Im neu renovierten Wohnhaus der Familie Zeller wurde eine Dreizimmerwohnung in eine Praxis umgebaut. Anfänglich arbeitete Dr. Zeller parallel zur Praxis noch auswärts und vergrösserte währenddessen langsam seinen Patientenstamm. Mit der Zeit wurde die Praxis zur Anstellung von Assistenten leicht erweitert. Da die räumlichen Gegebenheiten ausgeschöpft waren suchte Dr. Zeller intensiv nach Vergrösserungsmöglichkeiten. Nach drei erfolglosen und nicht realisierten Projekten fanden sich in einer neu erstellten Überbauung direkt am Bahnhof Rüti ideale Räume die im Stockwerkeigentum zu erwerben waren. 2007 konnte die Praxis dorthin verlegt werden. Gleichzeitig zog auch die kleine Physiotherapie, die bereits in der alten Praxis bestanden hatte um und wurde stark ausgebaut. Anfänglich waren in der Praxis, inklusive Dr. Zeller, etwa drei Allgemeinpraktiker angestellt. Im Laufe der Zeit kamen immer mehr Ärzte dazu, wobei fast alle in Teilzeitpensen arbeiten. Seit einigen Jahren wird die Allgemeinmedizin mit Spezialgebieten ergänzt. Zuerst kam die Gynäkologie dazu, welche jetzt von einem Gynäkologen in einem ca. 50% - Pensum betreut wird, Dermatologie und Chirurgie sind im Moment in kleinen Pensen vorhanden. Weiter wird delegierte Psychotherapie durch 2 Psychotherapeutinnen angeboten. Seit kurzem ist auch ein Psychiater dort tätig. Durch Zukauf von weiteren Stockwerkeinheiten konnte die Praxis weiter vergrössert werden. Im Moment wird gerade ein neues Stockwerk ausgebaut, in welchem ein grösserer Operationssaal entstehen soll. Es ist geplant die Spezialärzte in diesen neuen Praxisteil zu verlegen, so dass die Allgemeinmedizin wieder mehr Platz erhält. Alle Ärzte sind in der Praxis am Bahnhof angestellt. Kurzzeittätige erhalten einen Fixlohn, längerfristig arbeitende Ärzte eine Umsatzbeteiligung oder eine Mischform.

Abbildung Nr.27: Empfang der Praxis am Bahnhof AG

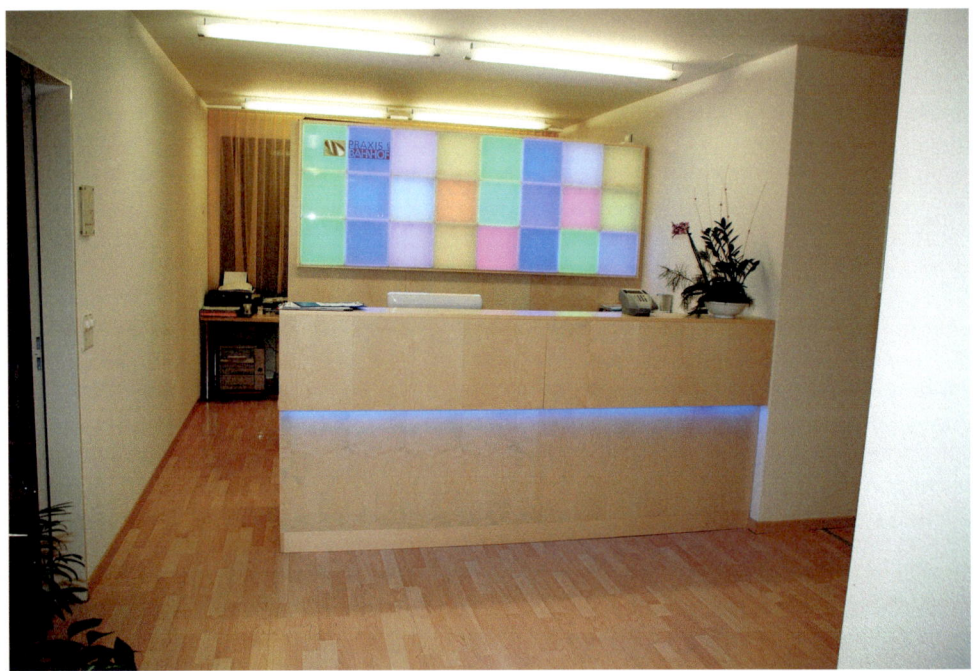

Die Praxis versucht die dort Arbeitenden am wirtschaftlichen Erfolg der Praxis zu beteiligen. So gibt es zum Beispiel einen MPA - Pool, der nach gewissen Richtlinien direkt durch die Arbeit der MPA's gespiesen wird. Dieses Geld kann dann für kleinere und grössere Geschenke, Bonuszahlungen sowie für grosse Reisen (dieses Jahr nach Stockholm) für die MPA's verwendet werden.

Die Praxis versucht für den Patienten optimale Bedingungen zu schaffen. Deshalb ist die Praxis von 07.00 Uhr bis 20.00 Uhr geöffnet. Dabei wird einerseits versucht jedem Patienten auf Wunsch noch am selben Tag einen Termin anzubieten, andererseits sind auch Konsultationen ohne Termin möglich (walk-in).

Es ist geplant die Öffnungszeiten auf 365 Tagen im Jahr zu erweitern.

Abbildung Nr. 28: Inserat zur Praxiszeiten Verlängerung

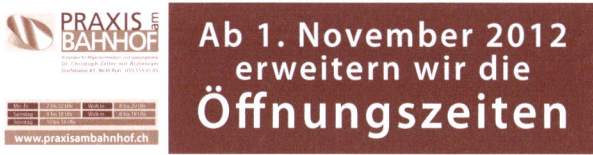

Der grosse Vorteil dieser Praxisstruktur ist eine leichtere Organisierbarkeit und Steuerbarkeit, da sie durch ein Management geführt wird und nicht alle Partialinteressen berücksichtigen muss. Die Führungsarbeit ist aber in einer solchen Struktur nicht zu unterschätzen und sollte gut organisiert sein. Die Praxis am Bahnhof hat dazu eine Personalverantwortliche sowie eine Praxismanagerin angestellt, die sich vorwiegend diesen Aufgaben widmen.
Durch die starke Erweiterung in den letzten 2 Jahren wurde der Bedarf, sich noch straffer zu organisieren, erkannt. Die verschiedenen Tätigkeiten werden derzeit in Ressorts mit Ressortsverantwortlichen aufgeteilt.

3.2.2.2. Untersuch des Managementprozesses der Praxis am Bahnhof AG Rüti

Abbildung Nr. 29: Organigramm der Praxis am Bahnhof AG Rüti

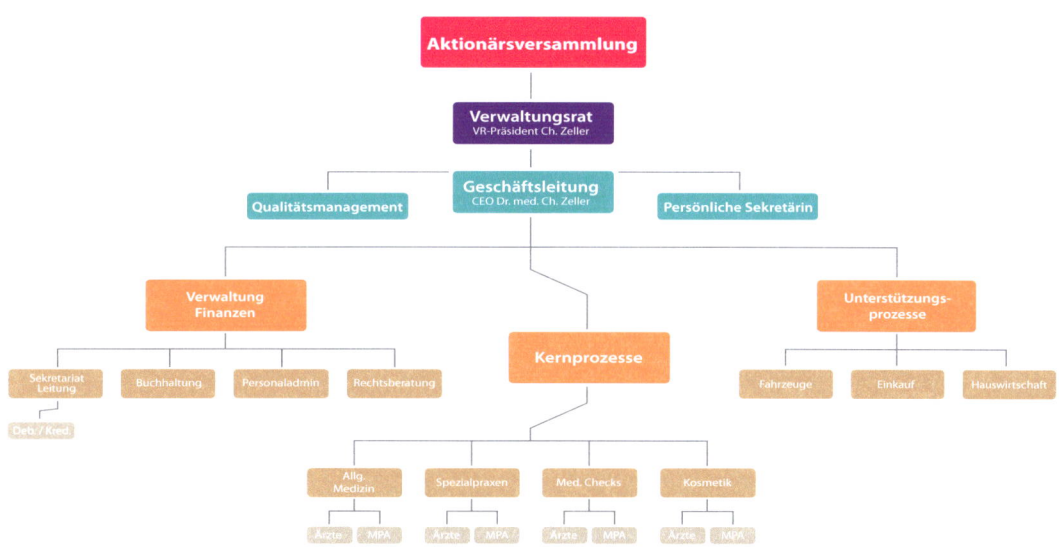

Unternehmenspolitik:

Die **Corporate Governance** ist in den Statuten der Praxis am Bahnhof AG festgelegt. Diese sind allgemein gehalten. Im Wesentlichen beinhaltet sie, dass die Praxis am Bahnhof AG die Führung einer ambulanten medizinischen Institution bezweckt.

Als **Mission** ist das Ziel, über 90% der medizinischen Probleme in der Praxis zu lösen, festgelegt.

Die **Corporate Behaviour** ist im **Leitbild** festgelegt.

Abbildung Nr. 30: Leitbild der Praxis am Bahnhof AG

Wir positionieren uns als modernes Dienstleistungsunternehmen im Gesundheitswesen, das mit den vorhandenen Ressourcen für den Patienten eine qualitativ hochstehende, moderne Medizin betreibt.
Wir betrachten den Patienten als Partner und Kunden und versuchen seine Anliegen, soweit es uns möglich ist, zu berücksichtigen.
Wir sind neuen Ideen und Erkenntnissen aufgeschlossen, wir versuchen innovative Ideen umzusetzen.
Wir bieten dem Patienten volle Aufklärung über seine Situation und versuchen mit ihm zusammen eine für ihn optimale Lösung zu finden.
Wir sind unseren Mitarbeitern gegenüber fair und schaffen ein leistungsorientiertes Arbeitsklima. Durch gute Leistung aller Mitarbeiter erwirtschaften wir gute Löhne.

Das Leitbild ist auf der Homepage für alle sichtbar.

Die **Corporate Identity** wird durch verschiedene Massnahmen gelebt.

- Äusserlich durch **einheitliche Kleidung**, die Farbe wiederspiegelt die Funktion der Person.
- Das **Logo** symbolisiert in der Form des Oloids dauernde Bewegung.

Abbildung Nr 31: Logo der Praxis am Bahnhof

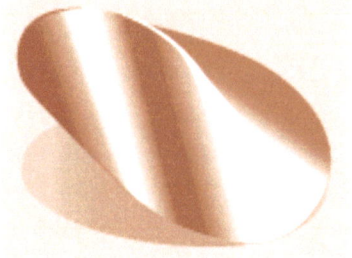

- Im Handeln durch modernes kundenorientiertes Verhalten. Man spricht mehr von Kunden als von Patienten.
- Etablierung der Marke „Praxis am Bahnhof": Wir nehmen den Patienten ernst, wir betrachten ihn als gleichberechtigten Partner und suchen für ihn die beste Lösung für sein Problem. Seine Wünsche und Vorstellungen werden berücksichtigt.

Abbildung Nr. 32: Ärzte und MPA's mit Praxisbekleidung

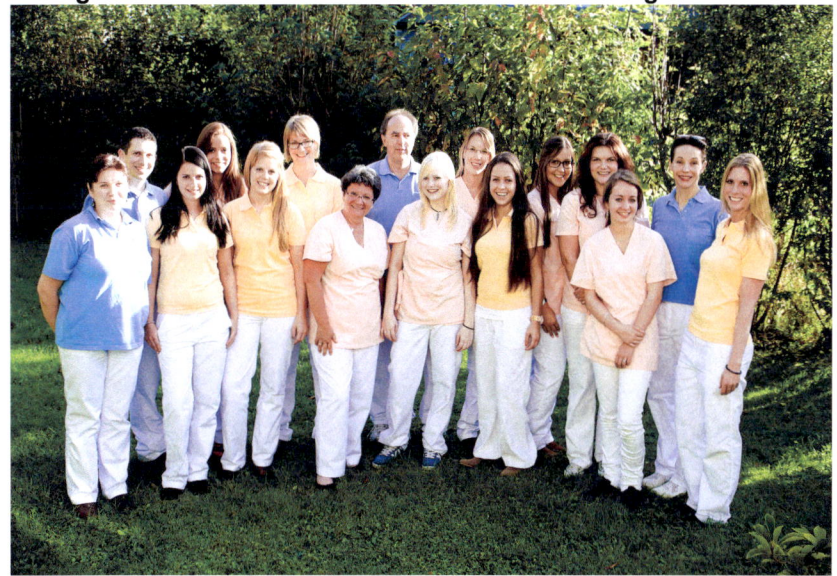

Strategie

Die Strategie der Praxis am Bahnhof ist momentan in einem grossen Wandlungsprozess. Viele neue Projekte sind in der Realisierungsphase.

Die **Gesamtstrategie** kann folgender massen formuliert werden:

Ausbau der allgemeinen Medizin, in fachlicher wie auch in zeitlicher Hinsicht. Weitere Ergänzung der häufig benötigten Spezialgebiete mit in Teilzeit tätigen Ärzten.

Beispiele:

*   Angebot von Spezialuntersuchungen wie: Schlafapnoeabklärung, Gehörtest erweitert mit Knochenleitung.
*   Erweiterung der Öffnungszeiten:
    Am Abend bis um 22.00 Uhr, Samstags bis 18.00 Uhr, Sonntags von 10.00 bis 16.00 Uhr.
*   Erweiterung der Spezialgebiete - Spezialisten in Teilzeitpensen, aktuell Rheumatologie und Erweiterung der Chirurgie, beide in Verhandlung. Weitere Spezialgebiete sind in Planung.
*   Vermehrtes Anbieten von nicht Pflichtleistungen wie Check-up, Tauchuntersuchen und Kosmetikdienstleitungen.

Im Moment ist die Praxis nach strategischer Analyse und Synthese und Strategiebildung in der Phase der Strategieumsetzung.

Strukturen

Die Praxis am Bahnhof ist gut in Teilbereichen strukturiert wie beispielsweise in der Leitungsstruktur und der Aufgabenstruktur. Die **Organisationsstuktur** ist bereits weitgehend umgesetzt.

Die verschiedenen Gebiete sind in **Ressorts** sowie **Unterstützungsprozesse** mit dafür verantwortlichen Personen mit entsprechenden Kompetenzen aufgeteilt.

Die Prozesse sind teilweise festgelegt, es werden aber fortwährend weitere Prozesse normiert und standardisiert.

Systeme

Controllingsysteme sind auf vielen Ebenen realisiert. So ist z.B. das finanzielle Controlling der Kostendeckung in jedem Fachbereich bis auf den einzelnen Leistungserbringer aufgegliedert. Diese Daten werden monatlich in der Leitungssitzung besprochen.

Controllingsysteme für Arbeitszeiten und **Absenzenmanagement**, welches auch monatllich von der Personalfachfrau an den Leistungssitzungen rapportiert wird.

Ein **Qualitätsmanagementsystem**, welches in der EQUAM – Zertifizierung kontrolliert wird.

Humanführungssysteme gemäss Personalführung in Medizinbetrieben (Seelos, 2007) werden stark gelebt und in einem delegationsorientierten Führungsstil umgesetzt.

Es wird nach D. Mc Gregor (1973) von motivierten vorwiegend intuitiv gesteuerten, kreativen Mitarbeitern ausgegangen. Wobei auch die ökonomische Mitverantwortung (I. Borg, 2000) durch Umsatzbeteiligung auf Stufe der Leistungserbringer (Ärzte, Therapeuten), auf Stufe der MPA mit dem bereits beschriebenen MPA-Pool und auf Stufe der Leitung mit einer Erfolgsbeteiligung, die sich aus einem Anteil am Totalertrag, einem Anteil des Bruttogewinns I und einem Anteil der EBITDTA zusammensetzt, berücksichtigt wird (Sedaghat, 2010). Die **Arbeitszufriedenheit** wird durch **Motivatoren** (Herzberg, 1966) wie interessante Arbeitsplätze, Aufstiegschancen, welche durch externe Weiterbildung erreicht werden kann, sowie Delegation von Verantwortung und vielem anderem gefördert.

Natürlich wird auch den sogenannten **Hygienefaktoren** (Herzberg, 1966) Beachtung geschenkt. Z.B. wird durch Mitarbeiteranlässe, Reisen, gute Arbeitsbedingungen und Sozialleistungen das gute Arbeitsklima unterstützt.

Weiter werden Elemente des japanischen Managementsytems KAIZEN in die Führung miteinbezogen (Brunner F. 2011).

Ein Defizit besteht noch im **Risikomanagement** und **Sicherheitsmanagement**, welches noch nicht systematisch umgesetzt wird, erst einzelne Teilbereiche davon (Beispiel Brandschutzmassnahmen) sind implementiert.

3.2.3. Zusammenlegung von mehreren Arztpraxen ohne Gründung einer juristischen Gesellschaft am Beispiel der Ärzte im Zentrum Weinfelden.

3.2.3.1. Geschichtliche Entwicklung Ärzte im Zentrum Weinfelden

Im Jahre 2007 verlegten zwei Grundversorger ihre Praxis nach Weinfelden, wo bereits ein Grundversorger tätig war. Die zwei neu zugezogenen Ärzte richteten sich eine Doppelpraxis mit gemeinsamen Sprechzimmern, Empfang, Labor und Wartezimmer ein. Die Sprechstundentätigkeit wurde so organisiert, dass der eine Arzt am Morgen und der andere am Nachmittag arbeitete. Dadurch konnte die Praxisöffnungszeit zusammen auf insgesamt 66 Stunden pro Woche erweitert werden. Die Ärzte arbeiteten weiterhin mit ihrem angestammten Team, welches sie mitbrachten. Die einzelnen Ärzte arbeiten selbständig und betreuen weiterhin ihre eigenen Patienten. Eine einfache Gesellschaft wurde gegründet, um die Praxisinfrastruktur (Einkauf und Apotheke) zu führen. Der schon am Ort praktizierende Arzt führte seine Praxis als Einzelpraxis weiter. Gleichzeitig kam ein Psychiater in das gleiche Ärztehaus, so dass anfänglich vier Ärzte dort praktizierten. Es gab in Weinfelden nun also zwei als Doppelpraxis mit einer gemeinsamen Infrastruktur als einfache Gesellschaft organisierte Ärzte und zwei Ärzte mit je einer eigenen Praxis. Alle vier Ärzte zusammen bildeten wieder eine einfache Gesellschaft, in welcher das gemeinsame Mietverhältnis der Räumlichkeiten, ein gemeinsamer Auftritt nach aussen und ein gemeinsames Röntgen eingebracht wurde. Die Vorbereitungszeit zur Zusammenlegung von 4 Praxen an einem Standort betrug 12 Monate.

Im 2. Jahr (2007) kam eine angestellte Grundversorgerin in Teilzeit dazu, sowie ein bis zwei Weiterbildungsassistenten, die seither beschäftigt werden. Im Jahre 2010 kamen ein neuer Pädiater und ein Psychiater als Partner dazu. Ab 2011 ein Juniorpartner und es wurden eine Grundversorgerin und eine Gynäkologin angestellt.

Im September 2012 sind auf der Homepage 13 Ärzte aufgeführt, d.h. die Praxis hat sich in dieser Zeit massiv vergrössert.

3.2.3.2. Untersuch des Managementprozesses der Ärzte im Zentrum Weinfelden

Ein aktuelles Organigramm der Praxis Ärzte in Weinfelden liegt dem Autor nicht vor. Als Unternehmenspolitik können vielleicht die Ziele angesehen werden, die auf der Homepage folgendermassen formuliert sind: Das Ärztezentrum in Weinfelden versteht sich als Anlaufstelle für die ganze Familie und bietet hausärztliche Grundversorgung für Erwachsene und Kinder, Schulmedizin und alternativmedizinische Behandlungen wie z.B. Akupunktur. Daneben Psychiatrie und Psychotherapie und gynäkologische Sprechstunden, Ernährungsberatung, Behindertenmedizin, Haus- und Altersheimbesuche. Das Ärztezentrum verfügt über eine moderne Infrastruktur (digitales Röntgen, Ultraschall, Labor, elektronische Krankengeschichte u.s.w.) und es ist werktags von 07.00 bis 19.00 Uhr und Samstags von 07.00 bis 12.00 Uhr geöffnet. Weiter legt das Zentrum Wert darauf, dass es ein attraktiver Arbeitgeber und engagierter Weiterbildner für medizinische Praxisassistentinnen und junge Ärztinnen und Ärzte ist. Die weiteren Managementmerkmale sind im Internet nicht ersichtlich, möglicherweise durch die Struktur der Einzelpraxen auch nicht stark ausgebildet.

Zusammenfassend kann man feststellen, dass diese Form der Zusammenarbeit den kleinsten gemeinsamen Nenner verlangt, die Ärzte können alle in ihrer angestammten Form mit ihrem Personal weiterarbeiten, für die Patienten entsteht ein Mehrwert, dadurch dass am Praxisstandort immer ein Arzt verfügbar ist. Für die Ärzte besteht der Vorteil gegenüber der Einzelpraxis in der besseren Zusammenarbeit und geringerer Isolation. Weiter profitieren sie von besseren Vertretungsmöglichkeiten, so dass Abwesenheiten von der Praxis besser möglich werden.

Viele Vorteile der Gruppenpraxis, wie organisatorische und finanzielle Vorteile, werden hier aber nicht voll ausgenützt.

Auch bei der Nachfolgeregelung hat diese Form mit den gleichen Schwierigkeiten zu kämpfen wie die Einzelpraxis. Diese Form der Zusammenarbeit kann aber durchaus eine Zwischenform auf dem Weg zum Zusammenschluss zu einer Gesellschaft sein. Genau diese Situation ist im Bericht „Von der Ärztegemeinschaft Stedtli-Zentrum zur Stedtli AG" beschrieben (Berger, H. 2012).

4. Finanzielle Führung und Planung der Praxiserweiterung

4.1. Der Businessplan

Jeder potentielle Geldgeber verlangt mittlerweile einen Businessplan in dem das geplante Unternehmen beschrieben wird. Darin sind die Ziele Strategien, Massnahmen, Gewinnaussichten, Finanzbedarf und die Risiken darzulegen.

Es finden sich dazu im Internet viele Anleitungen von Banken und von anderen Stellen. Es sind hier einige Stellen angegeben die besonders geeignet erscheinen. Es sind insbesondere die Tools der ZKB und der UBS hervorzuheben die sich direkt bearbeiten lassen und sich für eine Gemeinschaftspraxisgründung als Vorlage sehr gut eignen.

(www.ubs.com/ch/de/swissbank/business_banking/kmu/foundation/geschaftspl.html; www.zkb.ch/de/startseite/firmenkunden/servicecenter/checklisten_und_tools.html; www.kmu.admin.ch)

Auch gibt es Tages- und Abendseminare in denen man eine Kurzeinführung erhält wie ein Businessplan erstellt wird.

Der Businessplan soll folgende Angaben enthalten wobei er je nach Situation ausführlicher oder kürzer gestaltet werden kann:

* Eine Einführung und Beschreibung des geschichtlichen Hintergrundes der Praxen und Praxisinhaber die sich zu einer Gruppenpraxis zusammenschliessen wollen
* Die Analyse der Situation vor dem Zusammenschluss
* Eine Leistungsbeschreibung was in der neuen Gemeinschaftspraxis angeboten werden soll
* Eine Analyse des Mehrwerts der neuen Strukturen für den Patienten, die Ärzte und weiterer möglichen Beteiligten
* Eine Analyse des Umfeldes und der Wettbewerbssituation
* Beschreibung der Leistungserbringung in der neuen Praxis (wer erbringt welche Leistung und wie)
* Rechtlicher Aufbau der neuen Praxis (AG, GmbH, Kollektivgesellschaft)
* Erstellung eines Organigramms sowie Benennung der Managementverantwortlichen
* Erstellung eines wirtschaftlichen Gesamtplans mit Angabe des Investitionsbedarfs und Liquiditätsrechnung
* Auflistung und Gewichtung der potentiellen Risiken
* Ausblick auf die nächsten 3-5 Jahre

4.2. Finanzielle Messwerte und Steuerungsgrössen zur Gruppenpraxis Führung

„Finanzieller Erfolg ist nicht alles aber ohne finanziellen Erfolg ist alles nichts" (Autor unbekannt).

Strategischer Erfolg ist für die Gemeinschaftspraxis unabdingbar, allerdings ist ohne finanziellem Erfolg und gesundem Cashflow, welcher zur Sicherstellung von Investitionen nötig ist, ein langfristiges Fortbestehen der Praxis nicht möglich. Es müssen also finanzielle Messgrössen definiert werden nach denen der wirtschaftliche Erfolg beurteilt werden kann. Und womit das Management Entscheidungsgrundlagen erhält um den Betrieb nachhaltig zu führen.

Es gibt eine Vielzahl solcher Messgrössen die je nach Erfordernis benutzt werden können. So ist der ROI (Return on Investment) eine einfache Grösse um die Rentabilität einer Investition abzuschätzen. Ein deutlich genauerer Indikator, der aber auch schwieriger zu ermitteln ist, ist die Economic Value Added Methode bei welcher der durch das eingesetzte Kapital erwirtschaftete Gewinn mit den Kosten für die Kapitalbeschaffung verglichen wird. Für weitere Details sei auf die einschlägige Literatur verwiesen (Waibel R., 2009).

Für die Praxis gibt es auch ganz einfache Methoden indem man die Kosten für eine Geschäftseinheit mit den Einnahmen dieser Einheit vergleicht, dies kann bis auf die Leistungserbringerebene hinunter geschehen. Damit kann zum Beispiel gut berechnet werden wie viel ein Leistungserbringer an die Deckungskosten der Praxis beiträgt.

Je grösser eine Gemeinschaftspraxis ist, desto wichtiger sind diese Zahlen als Steuerungsgrössen für das Management.

5. Bewertung des neuen Geschäftsmodels

5.1. Betrachtung der Auswirkung durch Umwandlung von Einzelpraxen zu Gruppenpraxen

Die Rolle des Arztes in der Gruppenpraxis unterscheidet sich ganz wesentlich von derjenigen in einer Einzelpraxis. Die Unterschiede liegen im kollektiven Entscheidungsprozess, der Anzahl Mitarbeitenden und der eingeschränkten unternehmerischen Freiheit. Darum ist es wichtig, sich die Partner mit denen man zusammen arbeiten will, von Beginn an gut auszusuchen. Ein weiteres wichtiges Kriterium ist die Teamfähigkeit und die Kompromissbereitschaft der Partner. Auch sind von Anfang an die Führungsprozesse und damit die Entscheidungsfindungsprozesse festzulegen. In der Anfangsphase, in der alle Beteiligten vom Projekt begeistert sind geht es meistens gut. Sobald erste Probleme auftreten ist es wichtig die Managementprozesse vorher genau festgelegt zu haben. Je grösser die Praxis ist, desto wichtiger ist es, genaue Führungsstrukturen aufzubauen und nicht ärztliche Tätigkeiten wie zum Bei-

spiel die Personalführungen von anderen Fachpersonen erledigen zu lassen. Eine grössere Gruppenpraxis braucht auch zwingend einen oder eine Praxismanagerin!
Wollen die Ärzte Führungsaufgaben übernehmen ist es wichtig, dass sie sich in einer Zusatzausbildung dafür qualifizieren. Möglich ist auch, dass die Ressorts aufgeteilt werden und der einzelne Arzt sich in einem speziellen Gebiet weiterbildet, zum Beispiel Personalführung oder Rechnungswesen und die anderen Gebiete einem anderen Kollegen überlässt.

5.1.1. Betrachtung aus der Sicht der Stakeholder

Die Stakeholder eines Medizinbetriebs sind die verschiedenen internen und externen Anspruchs- und Interessegruppen. Die Gemeinschaftspraxis als Unternehmen ist in einer dauernden Interaktion zwischen den verschiedenen Ansprüchen der Stakeholder, die sich zum Teil widersprechen, ausgesetzt. Es gibt einerseits die internen Stakeholder wie Mitarbeiter und Anteilseigner, auf der andern Seite sind die externen Stakeholder wie Behörden, Verbände und Konkurrenten.
Wichtig ist es bei einem Projekt wie der Gründung einer Gemeinschaftspraxis die verschiedenen Stakeholder zu berücksichtigen und beispielsweise in einer Stakeholderanalyse zu untersuchen.
Durch die Stakeholder Analyse und der sorgfältigen Analyse ihrer Wünsche können erfolgsversprechende Strategien entwickelt und Gefahren abgewendet werden.

Abbildung Nr. 33: interne und externe Stakeholder eines Unternehmens (aus Wikipedia)

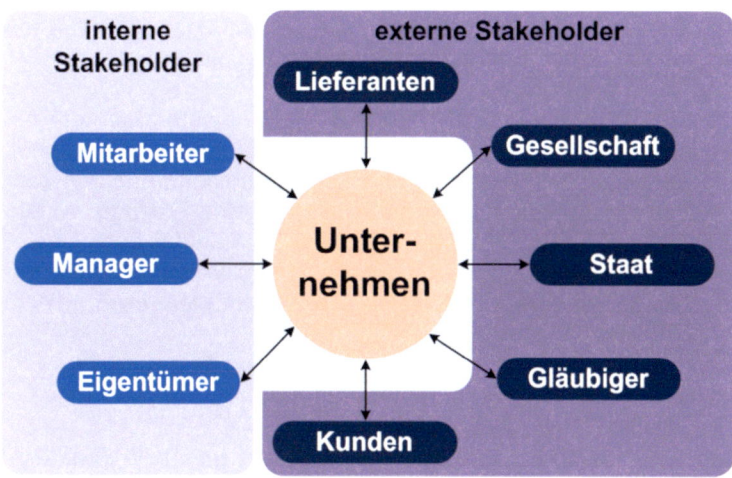

5.1.2. Betrachtung aus der Sicht der Mitarbeiter

Aus Sicht der ärztlichen Mitarbeiter bietet die Gruppenpraxis grosse Vorteile, so können individuelle Arbeitszeitmodelle, die gerade bei jungen Ärzten gefragt sind realisiert werden. Auch Teilzeitarbeit ist problemlos möglich. Ein weiterer grosser Vorteil ist, dass sowohl Ferienabwesenheiten wie auch Abwesenheiten zur Weiterbildung kein Problem mehr darstellen. Auch Tätigkeiten im Rahmen von Hilfsprojekten und Hilfswerken im Ausland sind so möglich. Die Arbeitszeiten können individuell nach den Wünschen der Ärzte eingerichtet werden. Dies ist auch insbesondere für Alleinerziehende oder sich in die Erziehung teilende Elternpaare ein grosser Vorteil. Die bessere fachliche Vernetzung und die Möglichkeit ohne Hürden andere Kollegen zu befragen wird insbesondere auch von jungen Ärzten sehr geschätzt. Der einzelne Arzt läuft so weniger in Gefahr gewisse Neuerungen zu übersehen, da seine Arbeit pausenlos von anderen Kollegen kritisch mitbeobachtet wird. Auch hat er jederzeit die Möglichkeit einen Kollegen zu einer speziellen Frage zu konsultieren, was in der Isolation der Einzelpraxis nicht möglich ist.

In der Einzelpraxis sind längere Ferienabwesenheiten praktisch unmöglich, so sind dem Autor Ärzte bekannt, die seit 20 Jahren keine 2 Wochen Ferien am Stück genommen haben aus Angst, nicht pflichtbewusst dem Patienten gegenüber zu handeln. In der Gruppenpraxis sind Ferienabwesenheiten von 4 – 6 Wochen durchaus üblich und gut realisierbar.

Ein weiterer Vorteil besteht darin, dass sich jüngere Kollegen nicht verpflichten müssen einen Praxisteil zu übernehmen. Dies ist eines der Haupthindernisse bei der Nachfolgeregelung. Die jungen Ärzte sind meist nicht mehr bereit sich finanziell so stark zu verpflichten und sich bei Beginn der Tätigkeit mit mehreren Hunderttausend Franken zu verschulden. Dieser Vorteil kommt allerdings nur voll zum Tragen wenn die Gemeinschaftspraxis in Form einer juristischen Gesellschaft geführt wird.

Aus Sicht der nicht ärztlichen Mitarbeiter ergeben sich Vorteile, indem durch die höhere Anzahl Mitarbeiter individuelle Arbeitszeitwünsche möglich sind. Auch müssen sich die Ferien der nicht ärztlichen Mitarbeiter nicht nach Betriebsferien richten sondern können nach ihren Wünschen gestaltet werden. Auch einzelne Freitage, verlängerte Wochenende u.s.w. sind möglich. In einer grösseren Praxis sind auch Personalräume mit Küche, Pausenraum sowie weitere nicht geldwerte Vorteile für die Praxismitarbeiter möglich. Gerade jüngere Mitarbeiterinnen bevorzugen es in einem Team zu arbeiten.

5.1.3. Betrachtung aus der Sicht der Patienten

Wenn die Gruppenpraxis ihren strukturellen Vorteil voll ausspielt bringt sie dem Patienten grosse Vorteile. So ist es bei mehreren Ärzten durchaus möglich einen fast oder ganz durchgehenden Betrieb mit einem Notfallbetrieb in der Nacht und auch an Wochenenden zu gewährleisten. Die Praxis hat nie mehr Betriebsferien und der Patient kann sich somit immer an seine vertraute Praxis wenden. Wenn er notfallmässig einen Termin braucht erhält er diesen sicher am gleichen Tag, allerdings vielleicht nicht bei seinem bevorzugten Arzt. Braucht er einen Termin innert ein bis zwei Wochen kann er seinen bevorzugten Arzt wählen. Ein weiterer Vorteil für den Patienten ist das grössere Fachwissen, das an einem Ort vereint wird. Einerseits erklärbar durch die verschiedenen Disziplinen, andererseits durch die verschiedenen Personen mit verschiedenen Schwerpunkten.

Je mehr die Praxis in Richtung „walk-in" – Praxis geht, desto grösser wird der Vorteil für den heutigen modernen Patienten, der sich nicht mehr auf einen Termin verpflichten will, sondern dann zum Arzt geht, wenn er gerade Zeit hat.

5.1.4. Betrachtung aus der Sicht der Versicherungen

Grössere Praxen sind für Versicherungen attraktive Partner für Managed care - Modelle und werden von diesen auch stark bevorzugt. Diese Praxen haben meistens auch ein Qualitätsmanagementsystem implementiert wie beispielsweise die Equam - Zertifizierung, was von den Versicherungen sehr geschätzt wird. Da die grösseren Praxen kostenmässig Vorteile haben sind sie weniger auf die Ausreizung des Tarifes angewiesen, was eine kleine Praxis zweifellos ist um überleben zu können.

5.1.5. Finanzielle Aspekte des neuen Geschäftsmodelles

Nachdem in den letzten 10 Jahren die Arzttarife in der Schweiz um mindestens 10% gesenkt wurden, die Kosten hingegen massiv angestiegen sind, ist eine Praxis darauf angewiesen ihre Leistung kostengünstig zu erbringen. Dies ist in einer Einzelpraxis kaum mehr möglich, sind doch die medizinischen Geräte, die heute für eine zeitgemässe Diagnostik gebraucht werden, ebenfalls viel teurer geworden. Auch die zunehmenden Qualitätssicherungsmassnahmen, die man gezwungen ist einzuführen, verschlingen viel Zeit und Geld, so dass neben der ebenfalls überbordenden Büroarbeit die Zeit am Patienten - die einzige wirklich geldeinbringende Arbeit - immer kleiner wird. Weiter sind die Personalkosten ebenfalls stark angestiegen, so dass es unter diesen Umständen kaum mehr möglich ist eine Einzelpraxis wirtschaftlich zu betreiben. Ein Zusammenschluss in einer grösseren Struktur scheint zwingend zu sein.

5.2. Risikoanalyse

Die klassische Einzelpraxis wird meist in der Form einer einfachen Gesellschaft geführt, in welcher der einzelne Arzt mit seinem ganzen Privatvermögen für die Praxis haftet. Hat die Praxis keinen Erfolg kann es soweit kommen, dass der Arzt Privatkonkurs anmelden muss. Wie viele Ärzte in der Schweiz Privatkonkurs anmelden oder ihre Finanzen sanieren müssen ist unbekannt. Dem Autor sind aber aus Seminaren einzelne Ärzte bekannt denen dies so ergangen ist.

Aus Deutschland sind einzelne ältere Zahlen bekannt. So mussten 2005 in Deutschland 240 Zahnarzt- und Arztpraxen Insolvenz anmelden (Fissenwert, 2006).

Abbildung Nr 34: Arzt vor dem Konkurs (Badische Zeitung 2012)

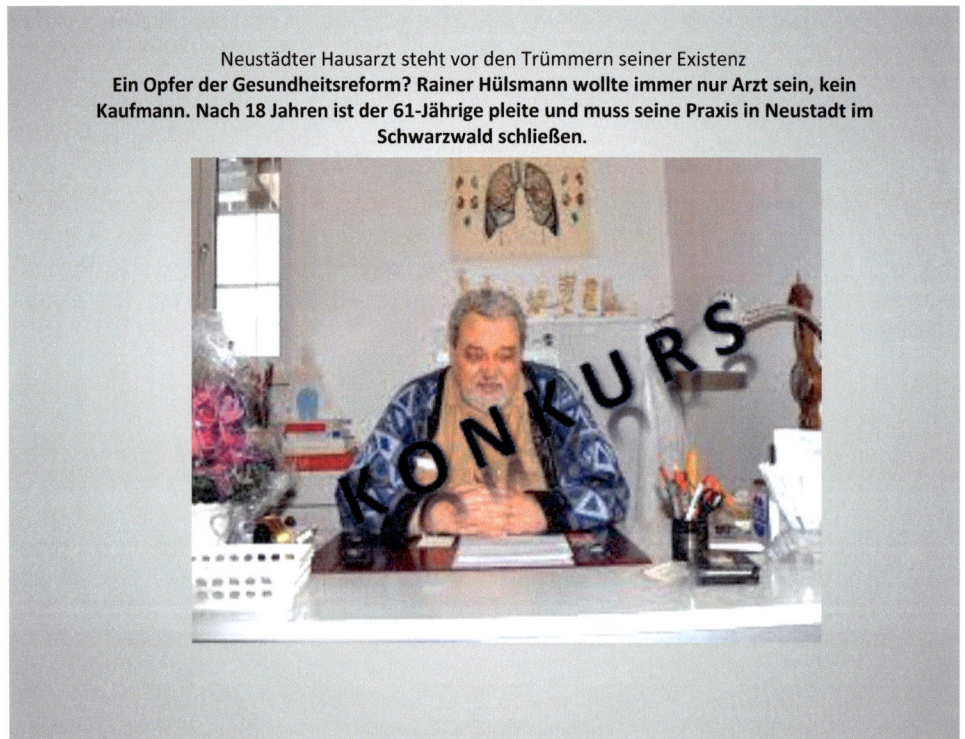

Neben der persönlichen Katastrophe vernichtet dies meist auch die ganze Altersvorsorge des Arztes. Ein zweiter grosser Risikofaktor ist die Gesundheit des Praxisinhabers in der Einzelpraxis. Verunfallt er, oder ist er für längere Zeit krank, fehlt nicht nur sein Einkommen sondern die Praxiskosten laufen in fast vollem Umfang weiter. Hier wird dann jeweils notfallmässig ein Vertreter gesucht, um den Schaden kleiner zu halten.

Damit bei einem gesundheitlichen Ausfall des Praxisinhabers kein Schaden entsteht müsste fast der ganze Praxisumsatz versichert werden. Dies ist zu bezahlbaren Prämien nicht möglich, weshalb hier fast alle Ärzte unterversichert sind.

Eine Erkrankung eines einzelnen Arztes kann in einer Gruppenpraxis gut aufgefangen werden und führt nicht zum Stillstand des Praxisbetriebes. Der Lohn des Arztes ist hier als Angestellter auch gut und relativ günstig versichert.

In der Einzelpraxis lastet das ganze finanzielle Risiko auf dem Praxisinhaber. Bei der Gruppenpraxis - organisiert in der Form einer Gesellschaft – haftet nur das Gesellschaftsvermögen für den Fall, dass Konkurs angemeldet werden muss.

Aus der Schweiz gibt es zur Frage ob Gruppenpraxen schon Konkurs anmelden mussten keine Zahlen, dem Autor sind auch keine solchen bekannt. In Deutschland scheint es dies aber vereinzelt zu geben (Südkurier, 4.5.2012).

5.3.   Schwächen und Stärken der drei beschriebenen Modelle

Alle drei hier beschriebenen Praxen haben im Laufe der Zeit dazugelernt und haben sich kontinuierlich entwickelt und sich fortwährend reformiert.

Die Praxis „gleis d" in Chur hatte von Anfang an eine klar organisierte Führungsstruktur, die sich über die Jahre bewährt hat und an der soweit ersichtlich nicht viel geändert werden musste.

Hingegen musste das Abrechnungssystem mit Vergütung an die Praxis und Infrastruktur Abgaben überarbeitet und vereinfacht werden. Ein anfänglich komplexes System wurde durch die Zunahme der Leistungserbringer immer schwieriger zu überblicken und ist neu durch einfachere Abgeltungssysteme ersetzt worden (Aussage M. Foppa, Geschäftsführer).

Die Praxis am Bahnhof AG ist nicht durch eine Neugründung entstanden, sondern war eine kontinuierliche Entwicklung mit der Hauptänderung des Standortes und der Gründung einer AG.

Anfänglich wurden hier die Leitungsstrukturen, die Personalführung und -betreuung vernachlässigt. Die finanzielle Führung wurde von Anfang an recht gut umgesetzt, eine Kostendeckungsrechnung allerdings erst in den letzten 2 Jahren eingeführt.

Durch die Weiterbildung in Management des CEO wurden viele Bereiche neu strukturiert und geordnet, was eine deutliche Optimierung der Geschäftsabläufe gebracht hat. Eigentlich zu spät wurde eine leitende MPA angestellt, die umfassend in einer zwei jährigen Ausbildung in Management weitergebildet wurde und nun zur Praxismanagerin geworden ist. Die Praxismanagerin ist eine ganz wichtige Stelle in der Gemeinschaftspraxis, die noch viel zu wenig bekannt ist und viel zu wenig eingesetzt wird.

Generell würde der Autor raten möglichst vor oder sicher während der Umwandlung einer Praxis sich in Management weiterzubilden.

Wird ein Geschäftsführer angestellt, sollten die Ärzte, die ja meist die Aktionäre oder Gesellschafter sind, über Managementgrundkenntnisse verfügen.

Eine noch wenig genutzte Form der Zusammenarbeit ist die Zusammenlegung verschiedener Praxen an einem gemeinsamen Standort. Dabei sollte man eine gemeinsame Gesellschaft z.B. eine AG gründen und nicht wie dies heute meistens geschieht, so auch im Beispiel der Praxis in Weinfelden, in der Form von Einzelpraxen weiter arbeiten und somit nur einen kleinen Teil der möglichen Vorteile nutzen.

Die meisten Gruppenpraxen, die in letzter Zeit entstanden sind, werden auf diese Weise, mit dem kleinsten gemeinsamen Nenner, geführt. Hier muss der Arzt seine Eigenheiten, die er sich während vielleicht langer Einzelkämpferzeit angeeignet hat nicht aufgeben.

Diese Modelle sind erstaunlicherweise trotzdem recht erfolgreich. Es fragt sich aber wie in dieser Struktur ein Generationenwechsel stattfinden soll. Es muss hier wieder ein Arzt gefunden werden, der die Praxis eines anderen übernehmen will. Dies ist ja gerade bei den jungen Ärzten nicht mehr gefragt.

Wie in einem Artikel im Primary Care geschildert wird musste aus diesem Grund die Ärztegemeinschaft Stedtli- Zentrum zur Stedtli-Praxis AG umgewandelt werden (Berger H. 2012).

6.   Zusammenfassung

Zunehmend müssen Einzelpraxen von sich pensionierenden Ärzten geschlossen werden. Es wird auch immer über den Dienstschluss der Einzelpraxis geschrieben.

In dieser Arbeit wird die geschichtliche Entwicklung der Gruppenpraxis untersucht und es werden die in der Schweiz möglichen juristischen Formen erläutert. Die Vor- und Nachteile von Gruppenpraxen für die verschiedenen Anspruchsgruppen werden untersucht und gegeneinander abgewogen. Es wird auch der Frage nachgegangen, welche Praxisstrukturen junge Ärzte, welche kurz vor der Aufnahme einer ambulanten Tätigkeit stehen, wünschen.

Weiter wird der sehr wichtige und oft vernachlässigte Managementprozess bei der Gründung und Führung einer Gruppenpraxis beleuchtet und schliesslich an drei unterschiedlichen Beispielen von Gruppenpraxen untersucht.

7. Anhänge

7.1. Interviewverzeichnis

Foppa, M. 2012. Gespräch mit Herr Foppa Geschäftsführer des „Medizinischen Zentrums gleis d" in Chur am 5. Juli 2012.

7.2. Literaturverzeichnis

AMA, (American Medical Association), gefunden am 13.10.2012, unter http://www.ama-assn.org.

AGZ. (2005). *Zusammenfassung der Umfrage der AGZ über die Situation der Hausarztmedizin im Kanton Zürich.* Zürich: Autor.

Berger, H. (2012). Von der Ärztegemeinschaft Stedtli-Zentrum zur Stedtli-Praxis AG. *Primary Care*, 12 (18), S.359.

Borg, I. (2000). *Führungsinstrument Mitarbeiterbefragung. Theorie, Tools und Praxiserfahrungen.* Verlag für angewandte Psychologie: Göttingen.

Brotschi, M. (2012, 3. April). Gesundheitszentren ersetzen den Einzelkämpfer. *Tages Anzeiger*, S. 5.

Brunner, F. (2011), *Japanische Erfolgskonzepte,* Hanser Verlag.

Bundesamt für Statistik. *Anzahl Studierende Humanmedizin 1980 – 2010.* Gefunden am 18 August unter http://www.fmh.ch/themen/aerztedemograpie.htm.

Cassis, J. (2012,23.April). Zukunftsmedizin ist Teammedizin. *Neue Zürcher Zeitung*, (94) S. 15.

Der Spiegel, (1968). (24), S.120-123.

Eicher, E. (1992). Gruppenpraxis in der Schweiz: Ergebnisse einer Umfrage der FMH und des FHM-Services. *Schweizerische Ärztezeitung.* (73). S. 375 – 380.

Fissenwert, P. (2006). Die Arztpraxis in der Insolvenz: Nicht zwangsläufig das Ende. *Deutsches Ärzteblatt* (103/20), S. 16.

FMH Ärztestatistik (2011). Zahlen und Fakten. Gefunden am 18 August unter http://www.fmh.ch/themen/aerztedemograpie.htm.

FMH Services (2010). *Praxisstatistik.*Mitteilungsblatt vom 14.4.2011.

Harlicek, P. (1996) *Medial Groups in the USA. A Survey of Practice Characteristics.* American Medical Association. S. 43.

Herzberg, F. (1966). *Work and the nature of man.* Cleveland New York.

Herzberg, F. (2004). *Was Mitarbeiter in Schwung bringt.* Harvard Business Manager Review. Frankfurt: Redline Wirtschaft bei ueberreuter, 2004. S. 71 - 91.

Hülsmann, R. (2012,17. Oktober). Neustädter Hausarzt steht vor den Trümmern seiner Existenz. *Badische Zeitung,* Nachrichten.

Kappeler, O. & Streit, S. (2011). *Neue Praxisformen. Unterlagen über Vortrag am Kongress junger Hausärzte Schweiz, 16.6.2011.*

Kappeler, O. & Streit S. (2011). Neue Praxisformen. *Primary Care,* 11 (18). S. 320 – 321.

Kissling, B. (2007). Impressionen von SGAM – Kongress 2007, *Primary Care,* 7, (48), S. 716 – 717.

Leuzinger, H. (1972). *Gemeinschaftliche Berufsausübung in der freien Praxis unter Schweizer Ärzten.* Dissertation Universität Zürich.

Löhliger, M. (2011, 2.August). *Einzelpraxis als Auslaufmodell.* Aerztegesellschaft des Kantons St.Gallen, Kommunikationsflyer.

Maslow, A. (2010). *Motivation und Persönlichkeit,* Rowolt Verlag.

Marti, Ch. & Fischer, B. (2008). Neue Praxisformen. *Primary Care,* 8, (5), S. 88 – 89.

Marti, F., König, U., Sutter, J. & Bettschart, M. (2007). Motivation junger Ärzte Grundversorger zu werden. *Primary Care,* 7, (3), S. 50 – 53.

Mc Gregor, D. (1973). *Der Mensch im Unternehmen.* Campus: Düsseldorf, Wien.

Medizinisches Zentrum „gleis d" Chur. *Projektdokumentation, Stand März 2011.*

Mojon - Azzi, S. (2002). *Management der ärztlichen Gruppenpraxis.* Bern/Stuttgart/Wien: Paul Haupt Verlag.

Odermatt, M. (2012, 3. Februar). Dienstschluss für die Einzelpraxis, *Zürcher Oberländer.*

Schott, H. (1993). *Die Chronik der Medizin.* Dortmund 1993.

Sedaghat, K. (2010). *Seminararbeit Menschenbild X und Y Mc Gregor im Rahmen des Seminars:* „Menschenbilder in der Ökonomie". Technische Universität Kaiserslautern.

Seelos, H.J. (2007). *Personalführung in Medizinbetrieben.* Gabler.

Seelos, H.J. (2008). *Lexikon Medizinmanagement.*München/Wien: Oldenburg Verlag.

Seelos, H.J. (2010). *Management von Medizinbetrieben, Medizinmanagement in Theorie und Praxis.* Gabler.

Starr, P. (1982). *The Social Transformation of American Medicine, the rise of a sovereign profession and the making of a vaste industry.* Basic Books, S. 205, 210 - 211.
Streit, S. (2011). Moderne Praxisformen. *Primary Care*, 6, (19). S. 342 – 343.

Streit, S. & Kappeler, O. (2011, 16.Juni) Neue Praxisformen. Vortrag bei: Junge Hausärzte Schweiz, KHM Kongress Luzern.

Südkurier (2012, 4. Mai). Medizinisches Versorgungszentrum meldet Insolvenz an. *Südkurier.*

Walser B. (2010, 8. März). Die Einzelpraxis ist ein Auslaufmodell, *Berner Zeitung.*

Waibel R. (2009). *Betriebswirtschaft für Führungskräfte, Die Erfolgslogik des unternehmerischen Denkens und Handelns,* 2. Auflage, Versus Verlag AG, Zürich.

Wartmann R. 2009. *Unternehmen Arztpraxis, Weiterbildungsunterlagen von Novartis AG.*

Wikipedia (2012). *Medizinisches Versorgungszentrum.* Gefunden am 10.9.2012 unter http://de.wikipedia.org/wiki/MedizinischesVersorgungszentrum.

Wikipedia (2012). *Praxisgemeinschaft.* Gefunden am 15.9.2012 unter http://de.wikipedia.org/wiki/Praxisgemeinschaft.

Zürrer, H. (2005). Die Gemeinschaftspraxis ein schwieriges Praxismodell, *Primary Care, 5, (6), S. 138 – 139.*

7.3. Abbildungsverzeichnis

7.4. Abkürzungsverzeichnis

AMA	American Medical Association
AG	Aktiengesellschaft
AGZ	Ärztegesellschaft des Kantons Zürich
CEO	Chief executive officer
EQUAM	Qualitätsmanagement Label für ambulante Medizin
FMH	Schweizerische Ärztegesellschaft (Foederatio Medicorum Helveticorum)
GmbH	Gesellschaft mit beschränkter Haftung
ICT	Information an communications technology (Informations- und Kommunikationstechnik)
KMU	Kleine und mittlere Unternehmen
MPA	Medizinische Praxisassistentin
MVZ	Medizinisches Versorgungszentrum
OR	Obligationenrecht
SBB	Schweizerische Bundesbahnen
SGAM	Schweizerischen Gesellschaft für allgemeine Medizin
SWOT	Analyse Tool von Harvard Business School entwickelt
USA	United States of America
VR	Verwaltungsrat

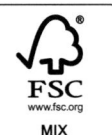

FSC

www.fsc.org

MIX

Papier aus ver-
antwortungsvollen
Quellen

Paper from
responsible sources

FSC® C105338